백신과 자가 면역

백신과 자가 면역

토마스 코완 지음 김윤근, 이동민 옮김
번역 감수 하주현

1판 1쇄 발행 2022년 1월 25일

펴낸곳 (사)발도르프 청소년 네트워크 도서출판 푸른씨앗
책임 편집 김기원 편집 백미경, 최수진, 김기원 번역기획 하주현
디자인 유영란 마케팅 남승희 총무 이미순
등록번호 제 25100-2004-000002호
등록일자 2004.11.26.(변경 신고 일자 2011.9.1.)
주   소 경기도 의왕시 청계로 189-6 전화 031-421-1726
페이스북 greenseedbook 카카오톡 @도서출판푸른씨앗
전자우편 greenseed@hotmail.co.kr

greenseed.kr www.greenseed.kr

값 15,000원
ISBN 979-11-86202-43-2(03510)

백일해
홍역
성홍열
단핵구증
수두

백신과
자가 면역

토마스 코완 지음
김윤근, 이동민 옮김

고열
기침
발진
점액

대장염
천식
습진
알레르기
크론병
ADHD
자폐증
대상포진
백혈병

도서출판
ㅍㄹㅆㅇ
푸른씨앗

차례

들어가는 말 · 8

자가 면역의 기원 ····· 18

1 아동기 질병의 성격 변화·····20

2 발열과 급성 질환의 본질·····27

3 인간의 면역 체계·····35

4 자가 면역과 장腸·····43

5 자가 면역이란?·····54

6 세포 생물학 다시 생각하기·····65

7 공간 정향, 자폐증과 자가 면역·····80

백신에 대한 잘못된 믿음 ····· 96

8 수두 백신: 의도한(의도하지 않은) 결과·····98

9 소아마비 백신: 원인에 대한 인식 오류·····108

10 홍역 백신: 지나치게 단순화해서 생긴 오류·····124

치료 및 회복 ····· 136

11 아동과 성인을 위한 자가 면역 치료 기초 과정·····138
   치료법 150

12 코완식 자가 면역 식이 요법·····162
   코완식 식이 요법 원리 164
   첫 6개월 식단의 예 173

맺는말 · 176

부록1 과학 연구에서 자폐증과 백신에 인과 관계가 없음을
       입증하지 않았나요?···185
부록2 유통 중인 백신의 구성 성분···191

■ 추천 자료·202
■ 주석·206
■ 추천의 글_샐리 팔론 모렐Sally Fallon Morell·222
■ 옮긴이의 글·225
■ 각계에서 보내 온 추천 메시지·230

◀ 이 책이 바이러스, 세균, 면역, 백신 등을 다루고 있지만 치료를 대신할 수 없습니다. 질병의 진단과 치료는 주치의와 상의하시기 바랍니다.

◀ 외래어, 외국어는 국립 국어원 어문 규범 중 외래어 표기법을 따릅니다.

◀ 의학 용어는 대한 의사 협회 의학 용어 위원회 의학 용어집 5판 개정판을 기초로 하였으며, 규범 표기는 국립 국어원 표준 국어 대사전을 함께 참고하였습니다.

"

미래의 아이들은
분명 생산 가능해질 어떤 물질을 포함한 백신을
접종하게 될 것입니다.
그리고 이러한 면역을 통해
그 아이들은
정신적인 삶과 연관된 어리석은 경향성을
발전시키지 않을 것입니다.
물론 여기서
'어리석은'이라는 말은
물질주의자의 관점에서 이야기한 것입니다.

"

루돌프 슈타이너Rudolf Steiner

『외부 세계의 정신적 배경. 어둠의 정신의 추락. 정신 존재와 그들의 영향 1권
Die spirituellen Hintergründe der äußeren Welt.
Der Sturz der Geister der Finsternis. Geistige Wesen und Ihre Wirkung Band I』
1917년 10월 27일, 스위스 도르나흐(GA 177)에서

들어가는 말

나는 디트로이트 교외에서 어린 시절을 보냈습니다. 당시 우리 가족이 다니던 가정 의원 화장실에는 수건걸이가 없었습니다.

처음부터 없던 것은 아닙니다. 내가 화장실로 달려가 수건걸이에 한 팔을 걸고 두 손을 단단히 깍지 낀 채 이걸 놓치는 순간 목숨이 위태로워질 것처럼 간절히 매달리기 전까지는 멀쩡히 있었습니다.

그런 짓을 한 이유는 부모님의 친구이자 소아과 의사인 쿠엘 박사님이 주사를 놓으려했기 때문입니다. 세 살 무렵부터 내가 개발한 대응 전략은 병원 문턱을 넘는 순간 화장실로 줄행랑을 치는 것이었습니다. 말로 아무리 달래고 설득해도 요지부동이었기 때문에 쿠엘 박사님은 수건걸이를 움켜 쥔 내 손을 억지로 풀어 보려고도 하셨지만, 어린 시절 앓은 소아마비(혹은 소아마비로 오인된 치명적 신경 독성) 때문에 몸이 약했던 그분은 모든 세포가 결코 협조하지 않겠다는 의지로 가득 차 젖 먹던 힘까지 끌어올려 버티는 아이를 이길 도리가 없었습니다.

두 번은 예방 주사를 맞지 않고 무사히 집에 돌아올 수 있었습니다. 그때마다 다음에는 그러지 않을 거라고 약속은 했지만, 진짜로 협조할 생각은 손톱만큼도 없었습니다. 결국 쿠엘 박사님은 화장실 수건걸이를 없애는 쪽을 선택하셨습니다.

이 전쟁은 그 후로도 몇 년 동안 계속되었습니다. 어머니가 병원에 가자고 말씀하실 때마다 나는 목숨을 건 전투를 벌이는 심정으로 저항했습니다. 어떤 날은 아예 차고에서 큰길까지도 못 나간 적도 있었습니다.

어떤 의미에서 이 책은 그 아이가 벌이던 맹렬한 투쟁의 어른 버전이라고 할 수 있습니다. 이제는 어른이 되었으니까 문제를 바라보는 시각이 바뀌었을 거라고, 그리고 의사가 되었으니까 의사의 관점에서 바라보게 되었을 거라고 생각하는 사람도 있겠지만 전혀 그렇지 않습니다. 지금도 나는 말 안 듣는 아이에게 화가 난 주변 어른이 아니라 겁에 질려 있던 그 어린아이의 고통에 공감합니다. 쿠엘 박사는 자기가 소아마비 때문에 겪었던 고통을 아이들에게 물려주지 않으려고 소아과 의사가 되었다고 말씀하시곤 했습니다. 하지만 나에게 그분은 끔찍한 주사를 맞게 하려고 수단과 방법을 가리지 않는 무시무시한 어른일 뿐이었습니다. 이것이 마땅히 존중해야할 분에 대한 결례임을 알지만, 아직도 나는 그분을 그렇게 생각합니다.

나는 어린 시절 기억에서 정당한 투쟁을 하는 소년을, 그리고 백신에서 무언가 석연찮은 느낌을 명확하게 직감한 소년을 봅니다. 세 살짜리 꼬마가 도망 다닌 이유는 아마도 주사가 아파서였겠지만, 순간의 고통을 넘어서는 수상쩍은 느낌 역시 분명히 작용했다고 생각합니다. 게다가 내가 맞은(또는 맞았어야 할) 접종 횟수는 현재 미국 아이들이 일반적으로 6세 이전에 50회, 18세까지 16종의 백신을 69회 맞는 것에 비하면 훨씬 적었습니다.[1]

그리고 지금 나는 겉으로는 자기 건강을 위해 헌신하는 것처럼 보인 사람들조차 믿지 않았던 그 꼬마가 옳았음을 압니다. 40년 가까이 의사로 일해 온 지금, 국가가 아이들에게 저지르는 가장 중대한 잘못 중 하나에 의료계가 관여하고 있다고 믿습니다. 나는 자폐증을 포함한 만성 자가 면역 질환은, 현재 대부분의 미국 어린이가 따르고 있는 미국 질병 통제 예방 센터CDC의 권장 예방 접종 계획(이것이 유일한 이유는 아니지만)과 직접적인 관련이 있다고 확신합니다. 그리고 지금 그 방향을 바꾸지 않는다면 더 악화될 수밖에 없는 거대한 위기의 한가운데에 서 있다고 생각합니다.

이 책을 써야할 지를 놓고 고민할 때 백신의 위험성을 알리는 책이 또 나올 필요가 있는지 자문해 보았습니다. 백신에 관한 책은 이미 인터넷 서점의 대체 의학 및 소아과 분야 베스트셀러 목록에 자주 등장합니다. 의료 분야의 기득권층이 대중에게 믿으라고 강요하는 내용과는 달리, 『오해의 불식Dissolving Illusions』과 『중대한 백신 연구에 관한 밀러의 보고서Miller's Review of Critical Vaccine Studies』 등 많은 책이 철저하고, 명쾌한 조사를 바탕으로 상당히 설득력 있는 내용을 담고 있습니다. 최근에는 〈백스드Vaxxed〉처럼 멋지고 유익한 장편 다큐멘터리도 나왔습니다. 그 영화를 보면 주류 언론에서 듣기 어려운, 모골이 송연해지면서 많은 생각을 하게 만드는 백신 이야기를 들을 수 있습니다. 백신을 둘러싼 의학적 쟁점은 사실 쉽게 입증할 수 있습니다. 동료 심사를 거친 학술지에 다수의 의학 연구 자료가 있고, 거기에 백신이 면역 기능에 어떤 악영향을 미치는지 잘 기록되어 있기 때문입니다. 이미 미국 보건 복지부에 백신 관련한 사망, 장애, 질병에 대한 상해 보상 프로그램이 마련되어 있을 정도로 그 내용이 잘 확립되어 있습니다. 사실 이 프로그램은 1980년대, 당시 백신 관련 피해자 및 가족들이 백신 제조사와 의료 서비스 제공자들을 상대로 제기하는 엄청난 수의 소송을 줄여 보려는 시도 끝에 정립된 것입니다.

그런데 왜 내가 또 하나의 책을 내려는 것일까요?

간단하게 답을 하자면, 사실 이 책의 목적은 백신의 위험성을 이야기하려는 것이 아닙니다. 그간의 과학 연구를 통합한다거나, 사람들의 굳어진 견해를 약화시켜 보겠다는 의도도 아닙니다. 물론 정말 백신이 위험하며 그 주장을 뒷받침할 충분한 증거가 있습니다. 우리 몸이 평생 지속될 건강의 기초를 확립하기 위해서는 특정한 아동기 질환에 노출될 '필요'가 있다는 증거가 그것입니다. 예를 들어, 8장에서는 수두처럼 대체로 양성적인 질병이 어떻게 뇌암의 위험을 '감소'시키는지, 반면 백신은 어떻게 대상 포진의 위험을 '증가'시키는지를 살펴볼 것입니다. 10장에서는 어릴 때 홍역을 앓는 것이 어떻게 심장병, 관절염, 알레르기 과민 반응 위험을 감소시키는지를, 그리고 9장에서는 수천 년 동안 우리 장에서 별문제 없이 함께 지내온 무해한 바이러스가 어떻게 소아마비라고 알려진 치명적인 질병에 대한 책임을 고스란히 떠안게 되었는지, 그리고 그에 대한 공포가 2020년까지 610억 달러 이상의 가치를 가질 것으로 전망되는 현재의 백신 제조 산업의 태동에 어떻게 기여했는지를 살펴볼 것입니다.[2]

하지만 이 책의 더 큰 목적은 서양 의학이 아직 만족스러운 설명을 내놓지 못하고 있는 자가 면역 질환의 원인에 관한 새로운 이론을 정립하는데 있습니다. 다시 말하지만 이것은 백신 접종이 그저 위험하다고 주장만 하려는 책이 아닙니다. 당연히 그것도 이야기하지만, 그보다는 아동기 질병의 유형이 달라지고 있다는 것, 주로 급성이고 전염성은 높지만 자기 한정성을 갖고 있고 궁극적으로는 오히려 유익한 결과를 가져오기도 했던 아동기 질병이, 만성적이고 자가 면역 질환을 유발하며, 유익한 측면이 거의 없는 종류의 질병으로 바뀐 것, 흔히 아동기에 시작해서 평생 안고 살아가야 하는 질병으로 바뀐 것이 백신 접종의 결과라는 이야기를 하려고 합니다. 이는 백신의 직접적인 결과일 수도, 다른 환경 독소와 결합해서 일어난 결과(나는 이쪽이라고 주장하지만)일 수도 있습니다. 그와 함께 어떻게 해서 이런 결과가 일어나는지에 대한 이론 체계를 제시하고자 합니다. 이는 발열 같은 장 및 세포성 면역 반응이 핵심 역할을 담당하는 체계입니다. 그리고 그 체계를 따라가다 보면 필연적으로 백신이 우리 세포의 구조적 온전함에 어떤 영향을 미치는지 생각해 보게 됩니다.

이 책에서는 자가 면역 질환과 자가 면역이라는 용어를 의사나 의료 종사자가 흔히 사용하는 것보다 훨씬 폭넓게 사용하고 있음을 유념해 주시기 바랍니다. 크론병과 대장염 같은 질병은 혈청 항체 수치가 높은 것으로 유명한 전형적인 자가 면역 질환입니다. 천식, 습진, 알레르기 같은 질병은 항체 반응 수준이 높다고 알려져 있지는 않지만, 세포성 면역 체계와 체액성 면역 체계의 균형이 깨진 상태라는 연구 자료는 있습니다.(3장 참조) 뿐만 아니라 지금은 자폐증 아이의 뇌의 특정 영역에 사이토카인 IL-6 및 IL-17의 수치가 높다는 증거도 있습니다. 우리는 이 사이토카인이 알루미늄에 노출된 결과로 증가한다는 것을 알고 있습니다.

이 책에서 면역 반응 내에서 특징적 불균형을 보이는 수많은 질병의 근저에 놓인 자가 면역 '과정'을 설명할 것입니다. '자가 면역 질환'이라는 단어가 자주 등장할 텐데, '자가 면역 질환'이 이런 많은 증상을 일으키는 근본 현상을 묘사하기에 적절한 용어라고 생각하기 때문입니다. 그리고 근저에 놓인 그 현상이야말로 질병을 이해하고 예방, 치료하는 핵심이라고 생각하기 때문입니다. 그럼에도 불구하고 이 증상을 기존 의학에서 좁은 의미의 '자가 면역 질환'이라고 칭하는 것과 혼동하지 않기 위해서 '면역 체계 불균형 장애'로 생각하면서 읽어도 좋을 것입니다.

백신과 자가 면역, 그리고 아동기 질환의 연관성에 대한 나의 이론은 수십 년에 걸쳐 발전했으며, 수백 명의 소아 환자들을 직접 관찰하며 축적되었습니다. 부분적으로는 면역 체계 작동 원리로 이미 확립된 기초 지식에 근거했지만, 대부분은 기존 의학 문헌에서 찾아볼 수 있는 내용과는 사뭇 거리가 있을 것입니다. 내가 이런 생각을 품게 된 시초는 오스트리아 출신 지식인 루돌프 슈타이너였습니다. 의사로 살아가는 내내 그의 강의에서 읽은 몇몇 구절은 늘

나를 따라다녔습니다.

1917년 가을, 루돌프 슈타이너는 스위스 도르나흐에서 열네 차례의 강의(GA 177)를 했습니다. 거기서 그는 사람들이 이런 말을 할때가 올 거라고 했습니다.

"사람들이 정신과 영혼의 관점까지 생각하는 것은 병적인 것으로 치부될 것입니다. '건강한' 생각을 가진 사람이라면 오직 신체에 대해서만 말할 것입니다. 어느 누구든 정신이나 영혼 같은 그러한 생각에 도달하는 것은 질병의 징조로 여겨질 것입니다. 그렇게 생각하는 사람들은 병에 걸린 것으로 간주될 것이고 —확신컨대— 그것을 위한 약이 만들어질 것입니다… '건강한 관점'에서 사람들은 가능한 한 빨리, 가급적이면 태어나자마자, 그 생명 유기체에 영향을 줄 수 있는 백신을 개발할 것입니다. 따라서 그 사람은 영혼과 정신이 존재한다는 생각조차 가지지 못하게 될 것입니다.… 물질주의적인 의사들은 인간으로부터 혼을 몰아내도록 요청 받을 것입니다."[3]

같은 강의 13강에서는 이렇게 말했습니다.

"물론 인간 신체는 특정 영성이 자리 잡을 수 있는 쪽으로 발달할 것입니다. 그런데 어둠의 정신들 지도 하에 점점 더 확산될 물질주의적 의도가 그렇게 되지 않도록 작업하고, 물질주의적 수단을 이용해 전투를 벌일 것입니다. 신체라는 우회로를 통해 어린 아이의 영혼에서 영성에 대한 성향을 몰아내기 위해 어둠의 정신들은 자신들의 인간 숙주, 즉 그들이 들어가 사는 인간에 영감을 불어넣어 심지어 특정 백신을 개발하도록 고무할 것입니다. 오늘날 우리의 신체는 이러저러한 질병에 대항하는 백신 접종을 받고 있습니다. 미래의 아이들은 분명 생산 가능해질 어떤 물질을 포함한 백신을 접종 받게 될 것입니다. 그리고 이러한 면역을 통해 그 아이들은 정신적인 삶과 연관된 어리석은 경향성을 발전시키지 않을 것입니다. 물론 여기서 '어리석은'이라는 말은 물질주의자들의 관점에서 이야기한 것입니다."4

  많은 사람이 슈타이너의 이 말이 비학적이라고 생각하지만 이 말에 담긴 미래에 대한 예견은 의대생 시절 그 글을 처음 접한 이래, 그리고 내가 직업으로 삼고 살아가는 의학계가 정말로 신체를 바라보는, 그리고 질병과 건강, 생명과 죽음에 대한 인간 경험을 바라보는 시선을 완전히 기계적 관점으로 축소해 버려 '건강한' 사람은 오직 신체에 대해서만 이야기하는 상황이 된 지금까지 늘 마음 한 구석에 남아 있습니다. 현재의 관점은 신체 외에 다른 어떤 것도 용인하지 않습니다. 슈타이너의 통찰 덕에 나는 서양 의학에서 더 넓은 맥락으로 백신을 생각하게 되었습니다. 더불어 과거의 급성 아동기 질환이 오늘날 어린이(와 성인들) 사이에 너무나도 만연한 만성적, 소모적인 자가 면역 질환으로 급변하는 과정을 목격하면서 기존의 틀 '밖에서' 상황을 통찰하려고 노력하게 되었습니다.

  수많은 미국 어린이가 만성 질환을 앓고 있는 상황에서 우리는 의학, 건강, 질병에 대한 새로운 관점을 확립해야 합니다. 지금 우리는 증상 억제라는 쳇바퀴 속에 갇혀 있습니다. 이는 손가락을 둑에 대고 홍수를 막으려는 것과 다르지 않습니다. 홍역이나 수두 같은 급성 아동기 질환은 아이의 면역 체계를 훈련시켜 이런 상황에서 어떻게 대응해야 하는지를 가르칩니다. 아니, 어쩌면 그보다 더 중요한 측면이 있습니다. 그 질환들은 아이가 자기 신체와 강렬하게, 그리고 집중적으로 교감하는 법을 가르친다는 것입니다. 이 과정을 통해 아이는 진정한 자신으로 거듭나고, 신체를 온전히 자기 것으로 만드는 법을 배웁니다. 이 과정을 막거나 완전히 통제하려 든다면 결국 평생 자신을 대적해서 싸우며 살아가게 될 것입니다. 그것이 바로 자가 면역 질환입니다.

이 말이 무섭고 위협적으로 들린다면, 혹은 사실과 다르게, 내가 아이들이 홍역으로 죽는 꼴을 보고 싶어 한다는 성급한 결론으로 건너뛰고 싶어진다면, 여러분이 아는 아이들 가운데 만성 자가 면역 질환을 앓는 아이가 몇 명이나 되는지 자문해 보시기 바랍니다. 우리는 '이미' 무섭고 위협적인 상황 속에 살고 있습니다. 그 상황이란 바로 만성적으로 아픈 아이들이 '대규모'로 확산되고 있다는 것과 이를 통해 이익을 얻고 있는 의료 분야 기득권층이 이 상황을 조장하고 있다는 것입니다. 여러분이 아직도 이 문제에서 '전문가를 신뢰'하고 싶어 한다면, 스위스 화학자 폴 헤르만 뮐러Paul Hermann Müller가 황열병과 말라리아 통제에 기여한 공로로 1948년 노벨 '생리 의학상'을 수상했다는 점을 상기시켜 드리겠습니다. 바로 DDT라고도 부르는 경이로운 살충제를 사용해서 말입니다. 지금 걷고 있는 이 길을 계속 걸어간다면 우리는 살아남을 수 없습니다.

결국엔 병이 너무 깊어지고 그에 대한 짐은 더 무거워질 것이고, 부상당하고 장애 입은 사람들을 돌볼 수 있는 건강한 육체를 가진 사람이 턱없이 부족하게 될 것입니다.

쿠엘 박사에게서 수건걸이를 향해 필사적으로 도망치던 순간의 공포 같은 어린 시절의 경험은 내가 의술을 선택하도록 이끈 동력 중 하나입니다. 그리고 그 경험은 어떤 의사가 되어야 할지도 알려주었습니다. 나는 기존 의학과 과학적 지혜를, 내가 생각하기에 적절한 수준의 회의론적 태도를 가지고 접근합니다. 아이들이 어떤 종류의 역경도 경험하지 못하도록 막을 경우 치러야 할 다른 대가가 무엇일까 고민합니다. 통제를 향한 병적인 욕구와 폭력, 속임수로 자연계를 대할 때 결과가 좋을 수 없다고 생각합니다. 그리고 나는 의료계에 몸담은지 33년이 지난 지금도 여전히 '아이들에게 백신을 접종할 때 우리가 '정말로' 무슨 짓을 하고 있는 걸까?'를 자문합니다.

진료를 하면서 어떤 종류든 만성 질환을 가진 아이들 가운데
예방 접종을 하지 않은 경우를 거의 본 적이 없습니다.

자가 면역의 기원

아동기 질병의
성격 변화

1960년대 초, 내가 다니던 디트로이트 교외 초등학교에는 천식을 앓는 친구가 한 명 있었습니다. 숨쉬기를 못한다고 친구들이 자주 놀려 댔기 때문에 그 사실을 똑똑히 기억합니다. 4학년 때 한 친구가 뇌종양으로 세상을 떠난 일도 있습니다. 그 기억도 아주 생생합니다. 같은 반 친구들뿐 아니라 학교 공동체 전체에 엄청난 충격을 안겨 준 사건이기 때문입니다. 그 아이들 말고는 만성 질환을 앓거나 처방약을 복용하는 경우를 본 기억이 없습니다. 당시 대부분 가정의 식사는 형편없었지만 아이들 사이에 만성 질환은 별로 없었습니다. 가족 중에 자폐증을 가진 사람이 없었음은 물론, 자폐증이란 단어를 들어본 적도 없었습니다. 음식 알레르기도 아는 사람들만 아는 수준이었습니다. 야구장에서 파는 간식 중에 땅콩은 단연 인기 품목이었으며, 반마다 '배움이 느린' 아이가 몇 명씩은 반드시 있었지만, 특수 학급이 따로 존재하지는 않았습니다.

1984년 의대를 졸업하고 나는 뉴욕 북부에 일반 의원을 개업했습니다. 몇 년 후에는 어린아이들을 데리고 뉴햄프셔주로 이사했고, 그곳에서 우리 가족은 발도르프 교육과 인지학에 관심 있고, 건강한 자연식품을 재배해서 먹으며 가능한 한 자연스럽게 살기를 원하는 젊은 가족들로 이루어진 활기찬 공동체에 합류하였습니다. 뉴햄프셔에서 새로 개원한 건 북미에서 가장 큰 발도르프학교와 세계에서 가장 오래된 발도르프 상급 기숙 학교 설립을 포함한 여러 개척 사업의 일환이었습니다. 우리는 북미 최초로 공동체지원농업CSA 단체를 설립하고, 장애인의 삶과 생계를 위해 연대했고, 예술, 생명역동농업과 인지학에 기초한 크고 작은 여러 사업에 참여했습니다. 20년 가까이 그 공동체 소속 의사로 일한 뒤 2003년 샌프란시스코로 이주해 지금까지(2018년) 진료를 이어가고 있습니다.

발도르프 공동체의 구성원은 주로 가족 단위였기 때문에 병원에는 어린 환자가 많았습니다. 그중에 예방 접종을 원하는 부모는 거의 없었습니다. 인지의학 교육을 받으면서 나는 이미 백신 접종과 급성 질환의 잘못된 치료가 만성 질환의 주요 원인이라는 결론에 도달한 상태였기 때문에 이는 무척 다행스런 일이었습니다. 사실 우리 병원에 비치해 둔 유일한 백신은 파상풍뿐이었고, 그것도 실제 접종한 것은 의사 생활을 통틀어 스무 번 정도에 불과합니다.

자가 면역과 관련한 독자적 치료 방식을 개발하는 과정에서 아동 진료 분야에 대한 경험치가 많이 쌓였습니다. 진료 대상이 예방 접종과 가장 밀접한 연령대의 아이들이었습니다. 그러면서 예방 접종 일정을 철저히 준수한 아이들, 부분적으로 따르는 아이들, 그리고 예방 접종을 전혀 하지 않은 아이들 모두를 관찰할 기회를 얻었습니다. 치료법이 확립될 무렵에는 이미 기존 의학 정설에 심각한 회의를 가진 상태였습니다. 사실 그랬기 때문에 개인 병원을 내고 독자적 치료법을 개발했던 것이기도 합니다. 전통적 의료 관행에 따라 진료해야 했다면 도저히 견디지 못했을 것입니다. 편견 없는 관찰자 입장에만 서 있을 수도 없었습니다. 하지만 현실에서 관찰한 내용으로 인해 내 신념이 옳은지 의문을 품었던 적은 한 번도 없었다고는 말할 수 있습니다. 오히려 확신을 강화시켜 줄 뿐이었습니다.

진료를 하면서 어떤 종류든 만성 질환을 가진 아이들 가운데 예방 접종을 하지 않은 경우를 거의 본 적이 없습니다. 대체로 그 아이들은 건강한 식사를 하고, 밖에서 많이 뛰어 놀고, 건강 상태도 매우 양호했습니다. 그렇지만 과거에 다른 내과나 소아과 의사의 진료를 받으면서 백신을 일부 혹은 전부 맞은 아이들 중 많은 수가 천식, 습진, 발작과 소화기 질환을 포함한 한 가지 이상의 만성 질환 때문에 나를 찾아와 치료를 받았습니다. 시간이 지나면서 백신을 일부 혹은 전부 맞은 우리 병원 어린이 환자에게 이 모든 이상 증상이 점점 더 흔한 현상이 되기 시작했습니다. 나는 이 변화가 1980년대 후반부터 1990년대 중반 예방 접종 항목이 대폭 늘어난 동시에 특정 보조제 및 부형제가 도입되었던 것과 큰 관련이 있다고 믿습니다.

뉴햄프셔에서 진료할 때는 요즘 아이들 대부분이 예방 주사를 통해 미리 차단된 질환들을 치료할 기회가 있었습니다. 그곳에서 수백 건의 백일해(우리집 세 아이 포함), 수백 건의 수두,

대략 오십 건의 홍역, 한 건의 파상풍, 약 스무 건의 유행성 이하선염, 몇 건의 독일 홍역을 치료했습니다. 디프테리아나 수막염, 마비성 소아마비는 한 건도 없었고, 새로운 B형 간염 발병 사례도 없었습니다. 우리 병원에 다니던 아이들 중 위에 열거한 질병으로 입원까지 한 경우는 두 번 있었습니다. 한 명은 수두 합병증, 다른 한 명은 파상풍 때문이었습니다. 내가 아는 한 입원했던 두 아이를 포함해서 이들 질병으로 치료 받은 모든 아이는 아무런 장기적 합병증 없이 건강하게 잘 살고 있습니다.

수십 년이 지난 지금은 가정마다 만성 질환으로 치료 받는 사람이 한 명쯤 있는 것은 일상적 풍경이 되었을 뿐 아니라, 자폐증, 학습 장애, 천식, 음식 알레르기의 발생 빈도와 심각성이 폭발적으로 증가했습니다. 예를 들어, 대략

- 2.5명 중 1명은 알레르기를[5]
- 6명 중 1명은 발달 장애를[6]
- 9명 중 1명은 주의력 결핍 과잉 행동 장애ADHD를[7]
- 11명 중 1명은 천식을 앓고 있고[8]
- 13명 중 1명은 심각한 음식 알레르기를[9]
- 36명 중 1명은 자폐증을 가지고 있습니다.[10]

이 수치는 국가 비상사태 수준입니다. 어쩌다 이 지경이 되었을까요? 어떻게 한 사회이자, 부모이자 어른이자 공동체 구성원인 우리가 이런 일이 일어나도록 '허용'했을까요? 어마어마한 규모의 위기 앞에 우리는 잠시 멈춰 서서 '대체 무슨 일이 벌어지고 있는 거지?'라고 자문해야 합니다. 사실 많은 사람이 이미

사회로서, 어른으로서, 공동체 구성원으로서, 그리고 의사로서 스스로에게 이 질문을 던지고 있습니다. 하지만 정부와 의료 기득권층, 이 상황에서 가장 많은 일을 해야 할 위치에 있는 두 집단은 여전히 무사안일로 일관하며 사태의 심각성을 인정하지 않고 있습니다.

아동 만성 질환 발병률이 엄청나게 증가한 이유가 진단 기술 발전 때문이라고 주장하는 사람들도 있습니다. 현재 진단 방식을 '발전'이라고 표현하는 것이 과연 적절한지 잘 모르겠습니다. 임상의가 내리는 진단의 상당수는 컴퓨터 화면에 나열된 점검 리스트를 순서대로 체크하고, 가끔 환자를 아주 짧게 만나거나 관찰하는 정도이기 때문입니다. 진단을 내리는 방식도 분명 돌아봐야 할 문제지만, 이처럼 만성 질환의 폭발적인 증가율을 과잉 진료로만 설명할 수는 없습니다. 그리고 명확하게 진단하기가 까다로운 증상이었던, 자폐증 가진 아이를 식별하는 건 이제 그리 어려운 일이 아닙니다. 요즘 자폐증으로 진단하는 행동과 증상은 1937년 이전에는 학계에 한 번도 보고된 적이 없었고, 1990년까지는 아무도 그 존재를 인식하지 못한 현상입니다.

이런 증상이 유전 때문이라고 주장하는 사람들도 있습니다. 사람마다 유전적 성향에 따라 환경 요인으로 인한 후성 유전적 손상이 발현되는 정도가 다른 건 사실입니다. 하지만 이를 '유전' 때문이라고 하는 것은 오해의 소지가 있습니다. 이런 종류의 유전적 성향은 특정한 환경 독소나 유발 인자에 노출되기 전까지 개인 건강에 이렇다 할 영향을 미치지 않은 채 여러 세대를 거쳐 그대로 존재할 수 있습니다. 예를 들어 유전적으로 다른 사람들보다 몸에서 알루미늄 독성을 잘 제거하지 못하는 경향이 있는 사람은 알루미늄 함유 백신으로 인한 손상에 더 취약합니다. 그렇기 때문에 그 병이 '유전'병인 거라고 주장하는 사람도 있겠지만 현실은 전혀 그렇게 단순하지 않습니다. 그보다는 유전적 성향 혹은 유발 인자를 가진 '환경'병이라고 말하는 것이 더 정확할 것입니다. 그래서 어떤 손상이나 질병이 '환경' 요인에서 나왔다고 규정한다면 그에 따른 조치가 필요할 것입니다.

하늘 높은 줄 모르고 치솟는 만성 질환 발병률은 사실 면역 체계를 '훈련'하는 급성 감염병의 감소와 직결됩니다. 사실 예방 접종은 급성 감염병처럼 면역 체계를 훈련시키기는커녕 건강하지 않은 면역 반응으로 그 훈련을 방해합니다. 보조제 같은 독성 물질을 백신에 첨가해 신체가 그것을 제거하느라 필사적으로 애쓰는 통에 제대로 된 면역 훈련이 일어날 수 없게 만들어 놓고는, 비상사태에 돌입한 면역 반응 위에 해열제, 즉 열 내리는 약을 투여합니다.

의학계, 특히 현대 소아과는 이제 한발 물러나 아픈 아이들을 이해하고 치료하는 방식을 재평가하는 시간을 가져야만 합니다. 열이 나면서 아픈 아이는 응급 상황이 아닙니다. 그 아이는 지금 귀중한 학습 과정을 거치는 중입니다. 그 과정을 계속 방해하고 좌절시키면 앞으로 걸어갈 긴 인생 여정을 위한 튼튼한 몸과 마음, 그리고 면역 체계를 구축해 나가는 아이의 신성한 탐색의 기반이 무너질 수 있습니다. 양육을 책임지는 부모와 의사는 현대 의료 문화에 깊이 스며든, 공포에 근거해서 급성 질환을 대하는 태도를 내려놓아야 합니다. 현대 부모들은 아이가 이런 유형의 질병을 잘 겪어 내도록 돌보는 것이 얼마나 중요한지를 분명히 이해하면서 중심을 잡아야 합니다. 꼭 필요한 상황이 아닌데 내키는 대로 열 내리는 약, 처방 없이 살 수 있는 약, 항생제를 주는 것은 자라나는 아이에게 실질적 위해를 끼치는 행동입니다. 이런 상황을 바꾸기 위해서는 우리 면역 체계가 어떻게 발달하는지를 새롭게 이해할 필요가 있는 동시에, 질병을 겪고 이겨 내는 인간 경험을 되찾으려는 부모들의 용기가 필요합니다. 현대 의학은 머지않아 질병, 고통, 괴로움 없는 세상에서 살게 될 거라는 약속을, 보통은 은연 중에 우리 귀에 속삭입니다. 이 약속은 우리를 엉뚱한 길, 잘못된 방향으로 이끌어 갑니다. 우리는 이를 잔인한 환상으로 여겨야 합니다. 마법적 사고로 우리 판단을 흐리게 하고, 상식적인 결정을 내릴 수 없게 만들기 때문입니다. 아이들은 천성이 그러하듯 미래로 나아가기 위한 지혜와 길잡이로서 자신들 보다 합리적인 방도를 제시해 주리라 기대하며 우리 어른들을 바라보고 있습니다.

2 chapter

발열과 급성 질환의
본질

제게 열을 내게 하는 약을 주소서,
그러면 모든 병을 고칠 수 있을 것입니다.

— 히포크라테스Hippocrates

1890년 11월, 윌리엄 콜리William Coley라는 28세 외과 의사는 베
씨 대쉬엘Bessie Dashiel이라는 젊은 여성의 팔뚝을 절단합니다. 존
D. 록펠러 주니어John D. Rockefeller Jr.의 친한 친구인 대쉬엘은 손
에 악성 골종양을 앓고 있었습니다. 콜리는 저명한 육종 분야
전문가 제임스 유잉James Ewing 박사의 지도 아래 일하기 위해 얼
마 전 뉴욕시 메모리얼 병원에 합류한 터였습니다. 메모리얼 병
원 역시 세계 최고의 육종 치료 센터라는 평을 받고 있었습니
다. 그럼에도 불구하고 대쉬엘의 암은 호전되지 않은 채 몸 전체
로 퍼졌고, 결국 몇 주 만에 그녀는 유명을 달리했습니다.[11]

　콜리는 대쉬엘의 사망에 큰 충격을 받았습니다. 그리고 그
시대 최신 수술 기법을 보유한 메모리얼 병원의 육종 치료가 실

패를 거듭하는데 의문을 품고 병원 기록을 분석하기 시작했습니다. 그간의 치료 성공률과 실패율의 추이를 살피고, 요인을 알아내기 위해서였습니다. 결과는 참담했습니다. 메모리얼 병원에서 치료 받은 육종 환자 중에서 실제로 회복한 사람이 극히 드물었던 것입니다. 그 엄청난 실패 중에서 한 독일 이민자이자 부두 노동자의 특이한 사례가 눈길을 끌었습니다. 기록에 따르면 이 남성은 1883년 목에 생긴 악성 종양으로 메모리얼 병원에 입원합니다. 그런데 수술 받은 기록이나 목에 종양이 계속 남아 있다는 자료는 없는데 퇴원을 한 것입니다. 흥미를 느낀 콜리는 그 남자를 찾아 나섰고, 건강하게 살아 있는 그를 만나 무슨 일이 있었는지 물었습니다. 알고 보니 그가 병원에서 수술을 기다리는 동안 악성 단독erysipelas, 즉 피부에 심각하고 고통스러운 연쇄상 구균 감염[12]이 발생했던 것입니다.

단독은 대개 심한 통증, 발적과 고열을 동반합니다. 항생제가 나오기 전에는 단독에 걸리면 40℃가 넘는 고열로 몇 주씩이나 고생하는 경우가 드물지 않았습니다. 단독으로 사망하는 일도 흔했습니다. 하지만 이 환자는 회복했고 육종도 사라졌습니다. 수술은 취소되었고 남자는 퇴원했습니다.

이런 경우는 '원인 미상의 자연 회복'으로 치부하고 넘겨 버리는 것이 보통이지만, 콜리 박사는 암을 비롯한 질병을 치료하는데 있어 발열 병력과 면역 체계의 역할을 조사하기 시작했습니다. 그는 과학 문헌에서 대부분의 '자연 회복' 사례가 급성 열성 질환을 함께 앓았던 환자들에게 발생했다는 것을 알게 되었습니다. 환자 치료에 발열 요법을 시도한 의사들이 오래 전부터 존재했으며, 유럽 의사들이 암 환자에게 발열을 유도하기 위해 박테리아 독소를 주사하기도 한다는 것도 알게 되었습니다. 1891년, 콜리는 실험을 시작합니다.

처음에는 환자에게 단독을 일으키는 연쇄상 구균인 화농 연쇄상 구균Streptococcus pyogenes[13]을 주사하는 단순한 방법이었습니다. 그 결과 단독에 걸린 환자 가운데 대략 20~40%가 감염으로 사망했습니다. 또 다른 20~40% 가량의 환자는 육종과 관련해 눈에 띄는 변화를 보이지 않았습니다. 그리고 대략 40%에 해당하는 환자들의 증상은 완화되었습니다.[14] 이 결과는 다음 두 가지 이유에서 흥미롭고 의미심장합니다. 첫째, 현대 의학 역사상 처음으로 비수술적 치료가, 다른 방식으로는 치료할 수 없었던 상당수의 암 환자들에게 영속적인 회복을 가져다 주었습니다. 둘째, 치료가 아무리 성공적이었다 해도 20~40% 사망률은 지나치게 큰 대가입니다. 대담해진 콜리는 더 효율적인 방법을 찾기 시작했습니다.

수년에 걸친 실험 끝에 그는 발열을 포함한 강한 면역 반응을 유도하는 그람 음성 박테리아의 세포벽 외막 부분인 S. 화농성 내독소를 분리하여 적변 세균Serratia Marcescens의 내독소와 혼합하는데 성공했습니다.

이 내독소들은 하나만으로도 상당한 열을 일으킬 수 있지만, 콜리는 면역 반응을 유발하는 박테리아의 일부만 사용하였습니다. 이렇게 하면 살아 있는 박테리아를 그대로 주사하는 것보다는 생명을 위협할 정도로 감염이 일어날 위험을 크게 줄일 수 있을 거라 추측했기 때문입니다. 그는 '콜리의 독소'로 알려진 이 혼합물을 환자의 허용치(내성)에 따라 조금씩 양을 늘려가며 주입해서, 열이 한 달 동안 매일 40.5℃까지 오르게 했습니다. 놀랍게도 콜리의 도박(사람의 목숨을 담보로 한)은 성과를 거둡니다. 사망률은 크게 떨어뜨리면서 발열 치료법의 효과는 그대로 유지되었습니다.

콜리는 천 명 가까운 환자를 치료했는데, 대부분 수술이 불가능한 육종 환자였습니다. 그리고 그가 만든 독소(최종적으로는 13가지 방식으로 제조)는 제약 회사인 파크 데이비스 앤 컴퍼니를 통해 유럽과 북미 전역의 의사들이 사용할 수 있게 되었습니다.[15] 1945년, 한 연구에서는 그 독소가 수술이 불가한 300건 이상의 암 사례에서 60%의 치료율을 보였다고 추산했습니다.[16] 이 놀라운 수치는 사실 현대 종양학이 4기 암 환자들에게 제공할 수 있는 모든 치료법의 치료율을 상회합니다.

수십 년 동안 '콜리의 독소'는 미국과 유럽 전역에서 매우 다양한 암 치료에 사용되었지만 항상 시끄러운 논쟁이 따라다녔습니다. 자신이 만든 화합물이 어떤 기전으로 작용하는지를 콜리가 한 번도 제대로 설명하지 못했다는 것과, 결과를 도저히 예측할 수 없다는 것이 그 이유로 작용했습니다. 1894년에 이미 콜리의 독소는 「미국 의사 협회 저널JAMA」에서 혹독한 비판을 받습니다. 이 저널은 '육종과 악성 종양의 치료법으로 독소를 주입하는 것은 완전한 실패라는 데 더 이상 의문의 여지가 없다'[17]고 선언했습니다. 그리고 제임스 유잉은 방사선 치료에 광적으로 집착하면서 콜리가 메모리얼 병원에서 독소 치료법을 사용하지 못하도록 막았습니다.

1962년 미국 식품 의약국FDA이 그 독소를 입증된 약물로 인정하기를 거부하면서 콜리의 독소는 전면 금지되었습니다.[18] 물론 세계 대전 직후 막 방사선, 화학 요법, 유전학에서 혁명의 싹이 기세등등하게 확산되던 시기이기도 했습니다. 이제 발열 유도처럼 단순한 방법은 최신 기술이라는 화력 좋은 무기로 환자에게 맹공을 퍼붓는 신식 치료에 비해 완전히 한물간 중세적 방식으로 보는 시대가 열린 것입니다. 의학계는 발열을 억제하는 아스피린과 아세트아미노펜(타이레놀)을 발견했고, 항생제를 일상적으로 사용하기 시작했습니다. 인간이 열 발생이라는 원초적 사건을 주요 수단으로 삼아 스스로를 교정하는 유기체라는 생각은, 현대 의사들의 의료 '무기고'에서 더 이상 설 자리가 없어져 버리고 말았습니다.

아이러니하게도 지금은 콜리를 '면역 요법'의 아버지로 평가합니다. 2016년 「디 애틀랜틱The Atlantic」지는 그의 면역 요법을 수십 년간 가장 유망한 '새로운' 암 치료법 중 하나로 소개했습니다.[19] 캘리포니아 대학교, 샌프란시스코 대학교UCSF, 스탠포드 대학교 부속 병원과 같은 의료 기관들은 암 환자 치료에서 '면역 요법'의 사용을 늘리고 있습니다. 그럼에도 불구하고 '새롭고' 독성이 적은 암 치료법으로 면역 요법을 적극 권장하면서도, 면역 반응에서 발열의 역할을 올바로 이해하지 못한 채 이 치료법을 시행하는 경우가 많습니다.(이 상황이 향후 어떻게 전개될지는 명확하지 않습니다. 그러나 면역학적 방법으로 암을 치료하는 길을 택할 거라면 무엇보다도 우리 면역 체계가 어쩌다 그렇게 제 기능을 하지 못하는 상태가 되었는지를 이해하는데 진지한 노력을 기울이는 것이 현명할 것입니다) 표준 절차는 여전히 발열 증상이 나타나는 즉시 해열제를 투여하고, 세균 감염 증상이 나타나는 즉시 항생제와 해열제를 투여하는 것입니다. 그리고 이 절차는 여러 가지 면역 치료를 받고 있는 암 환자에게도 동일하게 적용됩니다.

이 모든 것이 아동기 질병의 성격 변화 및 백신과 무슨 상관이 있을까요?

넓게 보았을 때 이는 우리가 건강과 질병을 어떻게 바라보는가와 상관있습니다. 과거에는, 정확히 말해 최근 50~80년 사이를 기점으로 그 이전에는, 시대와 장소에 따라 사람들이 질병을 이해하는 방식이 저마다 달랐지만, 그럼에도 불구하고 몇 가지 근본적인 유사점이 있었습니다. 인생을 살아가는 중에 어떤 종류의 나쁜 기운을 만납니다. 그것을 악령이라고 부를 수도 있고, 찬 바람(서늘한 기운) 혹은 조상과의 불화라고 할 수도 있습니다. 상한 음식이나 오염된 물일 수도 있습니다. 뭐가 됐든 인간은 그것을 몸 바깥으로 '배출'시켜야 합니다.

오늘날 우리가 '급성 질환'이라고 부르는 것이 바로 이 '배출'입니다. 하지만 우리들(현대 의사들)은 급성 질환, 즉 자기 한정성을 가지며 흔히 발열, 발진, 고름을 동반하는 질환이, 사실 신체가 원치 않는 독소나 물질을 제거하는 주된 방법임을 잊어 버렸습니다.(사실 한 번도 배운 적이 없습니다) 예를 들어, 손가락에 가시가 박혔는데 이를 제거하지 않는다면 신체는 가시를 밀어내기 위해 고름을 만들 것입니다. 고름은 가시를 제거하기 위한 치료법이지, 치료할 대상이 아닙니다. 정확히 말하자면 가시가 바로 질병입니다. 그런데 고름을 감염이니까 질병이라고 생각해서 항생제를 복용한다면, 가시는 그대로 남습니다. 급성 질환을 이런 식으로 잘못 치료하는 것이 만성 질환을 만드는 근본 구조입니다. 어떤 질환이 만성화되려면, 상해가 발생했을 때(흔히 독성 노출) 신체가 독소를 배출하려는 시도를 억제해야 합니다.

오늘날에는 '나쁜 기운' 같은 말을 하면 무식하거나 유치하다고 여깁니다. 그보다는 유전학에 훨씬 많은 관심을 기울입니다. 우리는 특정 종양 세포 안에서 발생하는 특정 돌연변이의 성격을 규명하기 위해 밤낮없이 몰두합니다. 우리는 일 년에 수십억 달러씩 쓰면서 이 비정상 세포의 DNA 서열을 연구합니다. 그 연구를 벌써 50년이나 해왔지만 암 환자들의 예후가 개선된 건 극히 미미한 수준에 불과합니다.

가정의家庭醫로 30년 이상 일해 오면서, 아픈 아이를 볼 때마다 증상을 억제하지 않으면서 아이가 병을 이겨 내도록 도와줄 방법을 가장 먼저 생각합니다. 뉴욕과 뉴햄프셔에서 12년 동안 비상근 응급실 의사로 일한 경험도 있습니다. 그 일은 끊임없는 좌절의 연속이었습니다. 나에게는 응급실로 실려 들어오는 환자를, 특히 그들의 증상을 어떻게 치료할지 결정할 권한이 전혀 없었기 때문입니다. 아이의 체온이 37.5℃가 넘으면 '열을 끌어내리기' 위해 즉시 아세트아미노펜을 투여합니다. 가끔은 내가 아이를 만나기도 전에 대기실에서 이미 투여하는 경우도 있습니다. 일단 열이 억제되면, 세균 감염 징후가 있는지를 검사합니다. 기관지염, 부비강염, 중이염 같은 감염 증상이 있으면 감염을 '제거'하기 위해 항생제를 투여합니다. 이와 같은 형태의 치료는 미국 전역에서 하루에도 수천 건씩 일어나지만, 아이의 면역 체계가 성숙하는 과정에서 감염, 발열과 급성 질환이 어떤 역할을 하는지에 대한 고려는 전혀 찾아볼 수 없습니다.

질병의 예방과 치료에서 급성 질환이 갖는 전반적인 역할을,

그리고 특히 발열의 역할을 제대로 이해한다면, 다른 어떤 치료나 획기적인 의학적 발견보다 아이들의 건강 향상에 훨씬 도움이 될 것입니다. 면역 체계 발달에서 발열과 급성 질환의 역할을 무시하는 (현재 의료 집단이 그러하듯) 모든 의학적 세계관은 치료 프로토콜을 근본적으로 잘못된 방향으로 이끌 수 있습니다. 특히 심각한 것은 백신입니다. 한참 형성 중인 영유아들의 면역 체계와 관련한 문제이기 때문에 그렇습니다.

인간의
면역 체계

나는 현재 샌프란시스코에서 병원을 운영하고 있습니다. 진료를
받으러 온 환자들과 이야기를 나누다 보면 최근 많이 아팠다는
의미로 '면역 체계'를 언급하는 경우를 자주 봅니다. 그들에게는
아픈 것이 곧 '면역 체계'가 약함을 의미합니다. 대개 면역 체계
가 무엇이고, 정말 어떤 일을 하는지 깊이 아는 경우는 별로 없
었습니다. 과학자들의 상황도 크게 다르지 않습니다. 과학자들
이 면역 체계에 대해 (모르는 내용이 대부분이지만) 안다고 생
각하는 내용조차, 미생물 군집과 인간 건강에 있어 박테리아의
주요 역할에 대한 연구가 진행되면서 지난 십여 년 사이에 완전
히 뒤집힌 상태입니다. 그럼에도 불구하고 여전히 변하지 않는
몇 가지 근본 원칙이 존재합니다. 그 원칙들은 자가 면역 질환의
원인에 대한 논의와도 무관하지 않습니다. 사실 이 장의 내용은
믿을 수 없을 정도로 복잡한 주제를 극도로 단순화한 소개글

정도에 불과하지만, 새로운 이해를 위한 하나의 체계를 제시하는 역할로는 충분하기를 기대합니다.

내가 환자들에게 면역 체계를 설명할 때 가장 먼저 하는 말은, 우리에게는 사실 두 개의 면역 체계가 있고, 둘이 긴밀하게 협력할 때 탄탄한 건강이 가능하다는 것입니다. 세포성 면역 체계의 특징은 백혈구 활동입니다. 이것이 유기체가 발달하면서 처음 만들어 낸 면역 체계입니다. 그렇기 때문에 어떤 면에서는 두 번째 면역 체계인 체액성 면역 체계보다 단순하고 원시적입니다. 세포성 면역 체계의 기능은 외부 물질이 '침입'한 신체 부위로 백혈구 세포를 파견하는 동시에 화학적으로도 반응하는 것입니다. 여기서 말하는 외부 물질은 바이러스, 박테리아, 곰팡이 같은 미생물일 수도, 알루미늄이나 수은 같은 독소일 수도 있습니다.

예를 들어, 수두 바이러스는 아이가 처음 그 바이러스에 노출되었을 때, 주로 기도氣道에서 보통 수천 개의 세포를 감염시킵니다. 신체는 병들고 감염된 세포를 제거하기 위해 화학적 전달자를 생산해 감염 부위로 백혈구를 보냅니다. 백혈구가 감염된 세포를 그냥 집어삼켜 소화시키기도 하고, 그러기 전에 산화질소를 '분사'해 감염된 세포를 죽이거나 비활성화하기도 합니다. 그런 다음 노폐물을 배출하는데, 대개 피부나 점액을 통해 이루어집니다. 피부를 통해 배출하면 수두 발진이 생기고, 점액을 형성해 배출할 때는 재채기나 기침을 하게 됩니다.

여기서 중요한 점은 세포성 면역 체계에서는 신체 조직에서 감염이나 독소를 제거하는 첫 번째 단계가 백혈구 반응이라는 것입니다. 이 백혈구 반응이 배출을 동반한다는 것을 눈여겨봐야 합니다. 발열, 발진, 점액, 기침 형태로 일어나는 배출 과정이 우리가 흔히 아프다고 부르는 상태입니다. 달리 말하자면 우리가 아프다, 병이 났다는 상태와 연결해서 생각하는 증상을 일으키는 것이 바로 세포성 면역 체계의 활동인 것입니다. 이 특성은 다음을 이해하는데 매우 중요합니다. 우리를 '아프게' 하는 것은 바이러스, 박테리아, 혹은 독소가 아닙니다. 이런 외부 요인들은 내부 반응, 구체적으로는 세포성 면역 체계 반응을 자극하고, 그로 인한 '반응'을 우리는 아프다고 부릅니다. 유발 사건(즉 감염)의 '제거' 과정이 곧 아픈 상태인 것입니다.

세포성 면역 체계가 제 기능을 하지 않는 사람은 급성 질환에 걸리지 않을 것입니다. 하지만 그 사람의 몸은 외부 요소가 침입했을 때 제대로 된 방어 태세를 갖추지 못하기 때문에, 별다른 감염 증상을 보이지 않다가 느닷없이 강력한 수두 감염으로 사망할 수도 있습니다. 그런데 의사들이 약을 처방하거나 처방전 없이 살 수 있는 약을 추천할 때, 그것은 다름 아닌 세포성 반응을 방해하는 행위인 것입니다.

원치 않는 침입자를 몸에서 제거하기 위해서는 세포성 반응이 '필요'합니다. 우리 몸은 그렇게 설계되어 있습니다. 환자의 몸이 효과적인 세포성 반응을 일으키지 못할 때, 혹은 세포성 반응이 스테로이드제나 항생제, 아세트아미노펜, 아스피린, 이부프로펜 같은 해열제로 인해 좌절될 때는 치명적인 결과가 일어날 수 있습니다.[20]

유기체 구조가 복잡해지면서, 그리고 속이 빈 형태의 소화기 체계(흡충, 벌레, 기생충 침입에 취약한 구조)가 발달하면서 이제는 세포 매개 반응을 통한 방어만으로는 부족하게 되었습니다. 기생충은 대개 백혈구가 한 번에 집어삼키기에는 너무 컸고, 그렇다고 너무 많은 양의 산화 질소를 뿌리면 주변 조직까지 중독될 것입니다. 그래서 생겨난 것이 두 번째 면역 체계인 체액성 면역 체계입니다. 체액성 면역 체계의 특징은 항체입니다. 항체는 침입자의 특정 단백질 또는 항원에 달라붙어서 직접 파괴하거나, 다른 세포들이 파괴할 수 있도록 꼬리표를 답니다.

수두에 걸리면 먼저 세포성 면역 체계가 죽거나 감염된 세포와 함께 침입자를 우리 몸에서 제거합니다. 이 과정은 대개 7~10일 정도 걸립니다. 그런 다음, 체액성 면역 체계가 수두 바이러스에 특이성을 가진 항원 반응을 통해 항체를 형성하는데, 이 과정은 대개 6~8주가 소요됩니다. 나중에 또다시 수두 바이러스가 몸에 들어오면, 항체는 바이러스가 다른 세포들을 감염시키기 전에 재빨리 중화시킬 것입니다. 감염된 세포가 없으면 세포성 면역 체계는 관여할 필요가 전혀 없습니다. 다시 말해 아이는 두 번 다시 수두 증상을 겪지 않을 것입니다.

이 두 가지 반응이 우리 면역 체계의 기본입니다. 이것은 믿을 수 없을 정도로 정확하기 때문에 한 사람이 평생 동안 일반적인 아동기 바이러스성 질병에 한 번 이상 걸리는 경우는 극히 드뭅니다. 항체 혹은 특정 항체의 신속한 생산을 위한 설계도는 평생 남아서 같은 질병에 계속 걸릴 운명에서 우리를 보호합니다.

이 이중적 반응 역시 인류가 수백만 년 동안 진화하면서 섬세하게 조정해 온 결과입니다. 이처럼 오랜 세월에 걸쳐 발달한, 정교하기 이를 데 없는 면역 반응에 간섭하는 것은 의도치 않은 결과를 초래할 가능성이 엄청나게 높습니다. 따라서 충분한 사전 고민과 심사숙고를 거친 뒤에 아주 조심스럽게 시도해야 할 일입니다. 불행히도 지난 세기에 걸친 우리의 의료 관행은 면역 체계에 대한 무모한 간섭, 특히 세포성 면역 반응에 대한 간섭의 역사였습니다.

우리는 지금껏 세포성 면역 반응(=증상)을 두려워하라고, 적어도 성가신 것으로 여기라고 배워 왔습니다. 하지만 역사상 많은 전통 문화에서는 세포성 면역 활동을 일종의 경외심을 가지고 대해 왔습니다. 오늘날 우리는 가능한 모든 수단을 동원해서 그것을 중단시킵니다. 하지만 아이가 발열, 기침, 점액, 발진 같은 증상을 보인다는 것은 세포성 면역 체계가 잘 작동하고 있다는 뜻이기에, 땀을 더 잘 내도록 뜨거운 음료를 주고, 점액과 죽은 세포를 원활하게 배출할 수 있도록 허브차를 마시게 하는 것이 좋습니다. 발진이 충분히 '나오도록' 자극하고, 난치병의 경우엔 일부러 발진을 촉진할 수도 있습니다. 북미 원주민들의 땀 내는 방, 아픈 관절에 쐐기풀이나 스페인청가뢰(칸타리스) 문지르기, 관절염에 적용하는 독 요법, 아유르베다 의학의 판차카르마, 그리고 한의학 연고와 도찰제처럼 문화와 시대에 따라 세포성 면역 체계를 지원하는 방법은 다양하지만 근본 원리는 동일합니다. 동종 요법은 아주 적은 양의 약을 사용하여 세포성 면역 체계가 잔해, 독소, 죽은 미생물을 신체 조직에서 깨끗이 제거하는 과정을 돕는 치료법으로 개발되었습니다. 이처럼 전통적인 치료법에서는 환자가 만성 질환을 앓고 있다면 신체 '해독'을 위해 세포성 면역 체계를 활성화하는 과정이 꼭 들어갔습니다.

해독이란 세포성 면역 체계가 노폐물 제거를 위해 사용하는 경로를 설명하는 말에 불과합니다. 열이 암을 치료하는 것처럼, 세포성 면역 체계(와 동반 증상들)는 우리의 내적 치유 경로입니다. 그리고 이 해독은 분명하고 정확한 과정을 통해 일어납니다. 하지만 현대 소아 과학이 급성장하고 백신이 도입되면서 이 모든 것이 달라졌습니다.

현대 소아 과학은 본질적으로 세포성 면역 체계에 대한 공격입니다. 이 상황을 단적으로 보여 주는 것이 바로 백신입니다. 우리는 아이가 수두를 만나도록 내버려 두기보다, 세포 매개 반응 없이 항체 반응이 자극되기를 바라면서 바이러스 항원 조각을 주입합니다. 사실 여기에는 함정이 숨어 있습니다. 항원 자체만으로는 별다른 항체 반응을 일으키지 않기 때문에 백신 개발자들은 항원을 보조제와 연결시킬 수밖에 없습니다. 이때 보조제는 식염수처럼 무해한 물질이어서는 안 됩니다. 그 조합도 아무런 항체 반응을 만들어내지 못하기 때문입니다. 보조제는 자극 물질, 쉽게 말해 독소여야 합니다. 이것이 모든 현대 백신의 설계도입니다. 현대 백신은 바이러스의 항원 조각을 분리하여 독소와 결합시키고는 평생 항체 반응이 지속되기를 기대합니다.

이것이 공중 보건 정책이라면 해결되지 않는 많은 질문이 남습니다. 첫 번째 질문은 '아이에게 독소를 주입해 항체 반응을 유발하는 동시에 아세트아미노펜으로 세포성 반응을 억제하면, 신체는 어떻게 독소를 제거할 것인가?'입니다. 수많은 연구 결과에 따르면, 백신 접종과 함께 아세트아미노펜, 아스피린 또는 다른 비非스테로이드성 소염제를 투여하면 부정적 결과가 생길 위험이 커집니다.(아픈 아이에게 병의 진행을 허용하지 않고, 이 약들을 먹일 때도 마찬가지입니다)[21] 두 경우 모두 설명은 동일합니다. 세포 매개성 반응이 우리 조직에서 이런 독소를 제거할 수 있는 '유일한' 방법입니다. 그 과정을 방해하면 독성 노출의 영향은 훨씬 더 심각해집니다.

그러면 백신 접종을 통한 면역은 질병에 자연 노출될 때 생기는 면역과 동일할까요? 그렇지 않습니다. 첫째, 백신 면역력은 시간이 지나면서 약화되기 때문에 추가 접종을 받아야 합니다. 1960년대 중반, 공중 보건 관계자들은 홍역 백신을 한 번만 맞으면 평생 면역이 생긴다고 약속했습니다. 지금 우리는 이 말이 사실이 아니라는 것을 압니다. 세포성 반응을 건너뛰는 동시에 평생 가는 면역 체계를 만들 수는 없습니다.

이제 어쩌면 가장 중요한 질문을 할 차례입니다. 세포성 반응을 가능한 한 억제하는 동시에 체액성 면역 반응을 계속해서 자극하면 장기적으로 어떤 결과가 생길까요? 세포 매개 면역을 회피하면서 항체 생산을 자극하면, 과도한 항체 반응이 초래될 수도 있지 않을까요? 지나친 항체 반응이 바로 자가 면역 질환의 특징입니다. 자가 면역이란 알 수 없는(최소한 대부분의 의사들이 알 수 없다 생각하는) 이유로 환자의 면역 체계가 항진되면서 과도한 양의 항체를 생산하고, 그것이 표적이 된 바이러스뿐 아니라 자기 신체 조직까지 공격하는 상태를 말합니다.

자가 면역성 갑상샘염(하시모토병)은 혈액 내 항체가 자신의 갑상샘을 바이러스 같은 외부 조직으로 인식합니다. 갑상샘이 벌레나 흡충 같은 외부 침입자인 양 갑상샘에 표식을 붙이고 동일한 파괴 전술을 펼친다는 것입니다. 이 병의 증상은 자신의 조직을 대상으로 한 파괴 반응과 염증 반응, 그리고 그에 따른 기능 장애의 결과입니다. 자가 면역 질환은 체액성 면역 반응을 과다 자극했을 때, 그러니까 백신을 투여했을 때 우리가 하는 바로 그 행위의 당연한 결과가 아닐까하는 질문은 지나친 억측

일까요?

2009년, 일본 고베 대학교 연구원들은 이 질문에 답하고자 노력했습니다. 그들은 현행 예방 접종 일정에 따라 여러 동물에게 백신을 접종하는 실험을 했습니다. 그 결과 '자가 면역은 반복된 예방 접종으로 숙주의 면역 체계가 과다 자극되면서 일어난 불가피한 결과로 보인다.'[22]는 결론을 내렸습니다. 이 연구는 사람을 대상으로 체계적으로 수행된 적은 없지만, 백신이 자가 면역 질환을 일으킬 수 있고, 백신 접종을 받은 아이들이 접종 받지 않은 아이들보다 자가 면역 질환에 걸릴 확률이 더 높다[23]는 것을 보여 주는 수많은 연구를 보완합니다.

그 연관성은 지극히 단순 명료합니다. 세포 매개성 면역 반응이 선행되지 않은 채 의도적으로 항체 생산을 유발하면 면역 체계의 불균형과 과도한 항체 생산 상태를 야기합니다. 항체 과다 생산 상태가 바로 자가 면역 질환의 '정의'입니다. 현재 자가 면역 질환으로 고통 받는 사람이 수백만 명에 달하며, 이런 수치는 대규모 백신 접종 정책이 도입되기 전에는 존재하지 않던 현상인데 어떻게 이 연관성을 논쟁의 여지가 있는 주장으로 취급할까요? 물론 백신이 항체 과다 상태를 유발하는 유일한 기전은 아닙니다. 하지만 백신이 그 기전으로 작용하는 것은 분명합니다. 나는 심지어 지배적인 기전이라고 주장합니다.

이런 관점에서 보면 지난 50년간 진행된 질병의 유형 변화는 전혀 놀라운 일이 아닙니다. 오히려 다른 결과를 상상하기 어려울 정도입니다.

자가 면역의 기원

4 chapter

자가 면역과 장腸

2017년, 영국의 유전 역학 교수인 팀 스펙터Tim Spector는 아프리카에 남아 있는 몇 안 되는 수렵 채집 부족인 탄자니아 북부 하드자Hadza 부족과 머물면서 3일 동안 모든 일과를 함께 했습니다. 동료인 제프 리치Jeff Leach가 진행하는 연구의 일환으로, CNN 기사로도 보도되었습니다.[24] 하드자 부족과 함께 생활하기 직전 그는 자기 대변을 채취해 미생물 군집 평가 기준을 만들어 두었습니다. 그곳에서 생활하는 동안 스펙터는 사냥, 잠, 요리, 식사, 여가 활동 등 모든 활동에 참여했고, 바오밥 열매, 작은 콩고로비 열매, 땅속 덩이줄기, 사냥으로 잡은 포큐파인 두 마리의 심장, 폐, 간, 바오밥 나무 꼭대기에서 따온 유충 가득한 벌집을 포함해 엄청나게 다양한 종류의 음식을 먹었습니다. 3일 후 스펙터는 영국으로 돌아가 다시 미생물 군집 검사를 했습니다. 겨우 3일 동안 수렵 채집 부족의 식단과 생활 방식을 따랐을 뿐인데 미생물 군집의 다양성이 무려 20%나 증가한 것을 발견했습니다. 하지만 며칠이 지나자 미생물 군집은 하드자 사람들과 생활하기 이전의 덜 다양하고 덜 건강한 상태로 돌아갔습니다.[25]

우리의 관심을 끄는 또 다른 사실은 그곳에서 지내는 동안 스펙터가 먹은 것은, 평소 하드자 부족이 먹는 600여 종의 동식물 중 극히 일부에 지나지 않는다는 것입니다. 그들과 비교할 때 많은 서양인의 식단은 양적인 면에서는 풍족하지만 다양성 측면에서는 빈약하기 이를 데 없다고 말할 수 있습니다. 이 다양성 결여는 자가 면역 질환에서 중요한 의미를 지닙니다. 자가 면역 질환은 장에서 시작하며, 치료의 성패는 장내 미생물 군집의 복원과 다양성 회복에 달려 있기 때문입니다. 식단의 다양성을 위해 하드자 부족을 따라할 사람은 별로 많지 않겠지만 약간만 개선하더라도 건강이 눈에 띄게 호전될 수 있습니다.

인간 미생물 군집 프로젝트HMP 덕분에 우리는 인체가 대략 0.9~2.7kg의 미생물을 가지고 있음을 알게 되었습니다. 일부 추정치에 따르면 미생물 수가 세포 수의 열 배나 된다고 합니다.[26] 또 다른 추정치에서는 그 양을 더 적게 보기도 하지만, 우리 몸이 수 조에 달하는 미생물 서식지라는 것과 가장 많은 미생물이 발견되는 영역이 장이라는 사실은 여전히 유효합니다.[27] 그리고 체내 미생물 군집의 지도를 만드는 연구가 아주 복잡하고 아직 미완성이지만, 적어도 무엇보다 중요한 것이 다양성임은 알게 되었습니다. 농업과 마찬가지로 품종이 다양할 때 건강하고 균형 잡힌 상태에 가까워지고, 다양성이 떨어지면 병들고 허약해지기 쉽습니다.

자가 면역의 기원

코와 부비강 통로에서 시작하여 항문까지 이어지는 우리 위장관은 믿을 수 없을 정도로 다양한 박테리아, 바이러스, 곰팡이로 가득 차 있으며, 가끔은 더 큰 유기체도 존재합니다. 위장관은 속이 빈 기다란 관으로 각기 다른 기능을 가진 별개의 구획으로 나뉘어 있습니다. 위장관 전체는 미생물 층뿐만 아니라 융모라고 하는 머리카락 같은 돌기 층으로 덮여 있습니다. 미세 융모는 융모와 형태를 비롯한 일부 기능이 유사하지만, 백혈구 세포 같은 곳에서도 발견됩니다.

장내 미생물군과 마찬가지로, 장 융모(와 미세 융모)는 우리 건강에 매우 중요합니다. 융모는 섭취한 음식에서 영양분을 잘 흡수할 수 있게 해 줍니다. 융모는 장벽의 표면적을 증가시키는 역할과 함께, 영양소를 흡수하여 바로 아래에 위치한 모세 혈관에 축적하고, 최종적으로 영양소를 세포 및 조직의 구성 요소로 사용할 수 있도록 순환 체계에 전달하는 역할을 수행합니다. 또한 장 융모는 밀착 연접을 이루어 장벽이 선택적 투과성을 갖게 하고, 이를 통해 단백질, 독소 및 기타 분자가 혈류에 진입하는 것을 방지합니다. 탄탄하게 잘 쌓은 벽돌담처럼 벽돌(즉 통통하고 건강한 세포)들은 완벽하게 빈틈없이 나란히 늘어서 있습니다. 융모 아래에는 콜라겐층, 그 밑으로는 근육층이 있어서 위장관에 구조와 안정성을 제공합니다. 근육층은 수축 운동을 담당하면서 장 연동 운동과 함께 배변을 가능하게 합니다. 근육층이 없으면 음식 찌꺼기가 아래로 내려가 밖으로 배출되지 못하기 때문에, 결국에는 소화 체계가 멈춰 서고 말 것입니다.

나는 환자들에게 위장계를 건강한 초원으로 상상해 보라고 합니다. 건강한 하층토는 상층토가 쌓일 수 있는 구조와 기초를 제공합니다. 하층토는 곧 우리 위장관의 근육층입니다. 그리고 초원의 풍부한 영양을 간직한 표토(즉 융모)가 있습니다. 건강한 표토층은 온갖 다양한 미생물을 위한 양분과 서식지를 제공합니다. 풀밭이나 정원의 건강한 표토층에서는 다년생, 일년생 식물과 야생화에서 덤불과 나무에 이르기까지 놀랍도록 다양한 식물이 빽빽하게 우거져서 활기차게 성장합니다. 이곳으로 곤충, 나비, 동물들이 들락날락하며 함께 살아갈 때 우리가 초원이라 부르는 역동적인 생태계가 생겨납니다. 초원이 겉으로는 움직임 없이 고요해 보일 수도 있지만, 우리 내장과 마찬가지로 생명으로 충만합니다.

장 내벽에도 다양한 미생물이 살아갑니다. 미생물들은 장 안쪽의 건강한 융모를 가진 통통하고 건강한 세포 위에 푹신한 카펫 같은 막을 형성합니다. 장벽의 혈관과 근육층이 이들을 위한 튼튼한 토대를 제공합니다. 초원도, 장도 건강할 때는 다양한 층들이 협력하여 전체 생태계를 건강하게 만듭니다. 이것이 바로 회복력의 토대, 체계 전체의 온전함을 훼손하지 않으면서 방해 요소들을 수용하는 균형적이고 건강한 상태입니다.

장에서는 이처럼 다양한 여러 층들이 서로 협력하면서 신호를 주고받는 시스템이 작동합니다. 미생물은 그 피드백 시스템을 이용해서 양분을 합성하는데, 이는 음식물에서 섭취하는 양분만큼이나 우리 건강에 중요한 역할을 합니다. 장내 미생물군이 하는 역할은 매우 다양합니다. 소화를 돕고 대변에 섬유질을 공급하고, 병원균을 차단하는 것 외에도 우리가 아직 알지 못하는 무수히 많은 다른 기능을 합니다.

초원이나 장에서 각각의 층이 손상되지 않고 건강하게 잘 기능할 때, 이들은 병원체(여기서는 독소와 농약을 포함해서 질병을 일으키는 모든 것을 지칭)가 아래쪽 층으로 흡수되는 것을 방지합니다. 초원에서는 생물 다양성이 풍부하고, 여러 종류의 토양층이 존재할 때 독소나 농약이 지하수로 들어가지 못하도록 막아 줄 것입니다. 풀과 나무는 많은 유해 요소를 거르고 잡아 둡니다. 초원의 첫 번째 층인 풀밭이 손상되면, 토양 내 부식물이 독소와 결합해서 지렁이, 균류처럼 표토층에서 살아가는 생물들이 먹고 소화할 수 있게 할 것입니다. 두 번째 층인 표토층이 손상되면 하층토가 물리적 방벽으로 작용해서 독소가 지하수에 이르지 못하게 할 것입니다. 물론 그래도 독소는 많은 경우 지하수에 도달할 것입니다. 독소 때문에 시스템에 과부하가 걸리면, 그 시스템은 흡수, 통합하고 항상성을 유지할 수 있는 회복 탄력성을 잃게 됩니다.

우리가 건강할 때는 입속의 효소, 위 속의 산, 아래쪽 장내 미생물이 병원체를 파괴할 것입니다. 소화 체계의 첫 번째 방어선이 병원체를 막지 못했다면, 융모가 병원체의 혈류 접근을 막을 것입니다. 융모가 훼손되었더라도 장벽의 민무늬 근육층이 물리적 방벽 역할을 해 줄 것입니다. 건강할 때 이 시스템들이 함께 작동하면서 병원체가 혈류로 들어가는 것을 차단합니다. 이들이 본질적으로 우리 건강의 수호자인 것입니다. 형이상학적인 차원에서 보면, 장 생태계 덕에 우리는 본 모습과 온전함을 지키며 살아갈 수 있습니다. 지하수가 유독한 농약으로 오염되어서는 안 되는 것처럼, 우리 혈액과 조직에 원치 않는 독소, 단백질, 항원과 병원균들이 득시글거리는 상태가 되어서는 안 됩니다.

신체가 이런 요소로 오염되면 현대의 페스트라고 할 자가 면역 질환을 위한 무대가 마련되는 셈입니다.

1970년대 후반, 나는 평화 봉사단 일원으로 스와질란드 시골에서 자원봉사 활동을 한 적이 있습니다. 그때 산비탈이 심하게 침식된 것을 보면서 마음이 편치 않았던 기억이 있습니다. 스와지족 사람들은 소를 무엇보다 귀하게 여겼습니다. 소유한 소의 규모와 건강 상태가 스와지족 사회에서 가족의 지위를 결정할 정도였습니다. 소는 부의 상징이었고, 식량을 보장하였으며 통화로도 사용되었습니다. 당시 그 나라는 소 떼로 넘쳐 났고, 그로 인한 피해 상태를 단적으로 보여 주는 것이 바로 토양 침식이었습니다. 풀밭이 사라지면서 산비탈이 깊게 침식되고, 그 때문에 물은 땅으로 흡수되지 못한 채 흘러 내려가 버렸으며, 옥수수와 사탕수수밭에 뿌린 농약으로 지하수가 오염되었습니다. 궁극적으로 이 모든 상황은 부적절하고 과도한 소 방목의 불가피한 결과였습니다.

분명히 말해 두지만, 소나 다른 큰 초식 동물을 생태계 전체를 고려해 계획적으로 방목할 때는 (예를 들어, 앨런 세이버리 Allan Savory가 실천하고 추천한 방식) 토양 침식이 일어나지 않습니다. 유럽인들이 들어가기 전, 북미 대륙에서는 엄청난 규모의 소 떼가 풀을 뜯으며 누비고 다녔지만 토양 침식을 일으키지 않았습니다. 사실, 큰 초식 동물을 적절하게 방목하면 세월이 흐르면서 표토층이 축적되기 때문에 사막화가 진행 중인 토양 회복에 도움이 됩니다. 하지만 과도하고 부적절한 방목은 초원과 풀숲을 황폐하게 만듭니다.

자가 면역의 기원

맨 먼저 초본 식물층이 파괴됩니다. 지면을 뒤덮은 지피 식물이 손실되면서 뿌리가 약해지고 표토를 제자리에 붙들어 둘수 없게 됩니다. 표토가 씻겨 나가면서 미생물도 함께 사라집니다. 하층토가 드러나고, 비, 바람 같은 자연 요소의 영향에 그대로 노출됩니다. 이 상태로 시간이 지나면 하층토와 초원 여기저기가 쩍쩍 갈라지고, 생태계 기능이 멈춥니다. 이는 단지 초원에만 그치는 재앙이 아닙니다. 병원체, 특히 농약을 막아 줄 보호막이 없어지기 때문에, 오염 물질이 아주 쉽게 지하수로 유입될수 있습니다. 이 시점에서 적극적 복원 노력이 없으면 생태계 전체가 붕괴합니다. 슬프게도 그것이 내가 스와질란드 현장에서 목격한 상황이었습니다.

인간의 장에서도 비슷한 과정이 일어날 수 있습니다. 최초 촉발 사건은 미생물 군집의 다양성 상실입니다. 이는 여러 경로로 발생할 수 있습니다. 가장 흔한 경우 중 하나는 분만 과정에서 산도를 통과하지 못하는 것입니다. 분만 과정에서 산모의 질내 건강한 미생물이 아기에게 주입됩니다. 이 박테리아가 바로 건강하고 다양한 장내 미생물 군집으로 자랄 씨앗이 됩니다. 제왕 절개로 태어난 아기의 초기 장 미생물군에서는 산모의 것보다 수술실 내 세균총이 더 많이 발견됩니다.[28] 그 결과, 많은 미국 아기가 유아기 동안 미생물 다양성 결핍과 장에 서식해야 할 건강한 유기체 부족으로 인해 면역 반응을 제대로 발휘하지 못하는 미생물 군집을 갖고 살아갑니다. 분만 중에 산도는 통과했지만 모체의 허약, 만성 항생제 사용, 질염 같은 이유로 산모의 질 생태계가 건강하지 않을 때도 생애 초기를 질 낮은 장내 세균총으로 시작하게 되고, 그 결과 질 낮은 미생물 군집이 발달하게 됩니다.

전형적인 미국 아이는 성장 과정에서 또다시 건강한 미생물 군 형성에 부정적인 영향을 미치는 수많은 요인 속에 놓입니다. 그중 하나가 가정 내 식단의 다양성 결핍, 특히 모유 수유 중인 엄마 식단의 다양성 부족입니다. 항생제를 의약품으로 과다 사용하는 동시에 먹이 사슬 내 모든 곳에 항생제가 존재하는 상황 역시 요인으로 작용합니다. 또 다른 요인으로는 일상적 식단에 사우어크라우트Sauerkraut나 피클 같은 젖산 발효 채소, 요구르트 나 케피르Kepir 같은 발효 유제품 등 건강한 박테리아 군집을 가진 음식의 부족도 있습니다. 이 외에도 유전자 변형 식품GMO 과 글리포세이트(제초제) 등 수많은 요인으로 인해 현대 어린이 중에 건강한 미생물 군집을 갖고 태어나 이를 유지하며 살아가는 경우가 극소수에 불과한 상황이 되었습니다. 건강한 미생물 군집이 없으면 장 융모와 미세 융모는 풀 한 포기 없는 황량한 산비탈처럼 약화되고, 우리 내부 생태계의 온전함은 가장 근본적인 수준인 세포 차원에서 손상됩니다.

세포가 건강할 때 세포질은 액체가 아닌 겔(젤) 상태이며, 이와 가장 깊은 관계가 있는 것이 장 융모와 미세 융모입니다. 이들은 흡수와 차단 과정 모두에서 중요한 역할을 담당하기 때문입니다. 이런 겔 상태는 세포 내부 수분을 구조화하여 전체적으로 고르게 견고하며, 건강한 구조로 만드는 세포 내 단백질의 결과입니다.(젤리나 양갱을 생각해 보세요) 건강한 장 융모와 미세 융모를 갖춘 세포들이 빈틈없이 늘어선 구조는 독소나 큰 분자가 혈류에 직접 접근하는 것을 막아 줍니다. 하지만 세포질의 구조와 온전함이 손상되면, 세포가 오그라들면서 서로 간의 연결이 끊어지고 세포들 사이에 갈라진 틈이 생겨납니다. 이 틈새로 원래 혈류에 나타나서는 안 되는 큰 단백질 분자가 통과합니다. 이런 것들이 혈액 안으로 들어가면 신체는 항체를 생산하여 중화시켜야 합니다. 이 항체가 자기 신체 조직과 교차 반응 하는 경우가 자주 발생하는데, 그러면 자가 면역 질환이 시작되는 것입니다. 다시 말해, 자가 면역 질환의 뿌리를 '새는' 장(장 누수)으로 볼 수 있고, 새는 장의 원인은 세포 내 겔 형성이 건강하지 못한 결과로 세포가 수축했기 때문인 것입니다.

건강한 겔 형성을 방해하는 요인은 무엇일까요? 사실 많은 요인이 있지만, 핵심은 미생물 군집의 소실 혹은 불균형입니다. 세포를 직접 손상시키는 요인들도 있습니다. 수은, 알루미늄, 포름알데히드, 글리포세이트를 포함한 일부 농약 같은 세포 독이 여기에 속합니다. 현대 백신에는 글리포세이트를 포함한 독소가 들어가고,**29** 그 중독 과정에서 세포가 수축합니다. 수축되고 일그러진 세포는 셀리악병 같은 자가 면역 질환의 전형적 특징입니다. 현대 의학은 이제 막 이 사실들, 즉 자가 면역 질환과 알레르기의 병인은 세포의 일그러짐과 장 융모 및 미세 융모 손상으로 거슬러 올라갈 수 있음을 인식하기 시작했습니다. 그렇기 때문에 장 건강과 새는 장 복구에 중점을 둔 식이 요법(예를 들어, 갭스 식이 요법GAPS,Gut and Psychology Syndrome Diet, 특정 탄수화물 식이 요법SCD,Specific Carbohydrate Diet 등)이 자가 면역 질환, 자폐증, 알레르기, 기타 만성 질환 치료에서 필수 요소인 것입니다. 갭스 식이 요법과 특정 탄수화물 식이 요법 모두 이들 질환의 근본 원인을 미생물 군집, 장 융모와 미세 융모 손상에서 찾고 있습니다.

미생물 군집 및 미세 융모 손상과 자가 면역 질환 발병 사이의 관계는 과학 문헌에 잘 기록되어 있습니다. 하버드 의대 소화기 내과 전문의이자 연구원인 알레시오 파사노Alessio Fasano 박사는 글루텐 섭취로 장 누수 증후군이 생기고, 박테리아, 효모, 병원체, 독소와 불완전하게 소화된 음식 같은 요소들이 손상된 장내막을 통해 흡수되면서 면역 반응이 활성화된다는 것을 입증했습니다.[30] 하버드 의과 대학의 수슈루트 장이Sushrut Jangi 박사는 '다발 경화증 환자들에게서 미생물 군집 불균형을 발견했고, 수치로 볼 때 면역-억제 박테리아가 다발 경화증 환자의 경우 대조군에 비해 최고 7배 많았으며, 면역-강화 박테리아는 3분의 1 수준'임을 밝혀냈습니다.[31] 또 다른 연구에서도 다양한 자가 면역 질환에서 미생물 군집 손상을 원인으로 지목합니다.[32]

우리 장 안에는 태어날 때부터 혈액 안으로 들어와도 되는 것과 차단해야 하는 것을 분리해 주는 '경계'가 존재합니다. 장에 염증이나 장 누수가 생기면 온갖 종류의 항원, 단백질, 박테리아 산물, 중금속 독소, 농약이 장내 경계막을 뚫고 들어올 수 있습니다. 그러면 항체가 생성되고, 세포 손상이 더욱 심화됩니다. 이것이 자가 면역 질환 과정의 본질입니다.

이 모든 것이 흔히 근육 주사로 투여되는 백신과 무슨 관계가 있을까요? 바탕에 깔린 자가 면역 현상은 동일합니다. 사실 경구 투여가 아닌 근육 주사 형태라 할지라도 백신 접종은 미생물 군집과 장 투과성에 직접적인 영향을 준다는 사실이 밝혀졌습니다. 어떻게 이런 일이 일어나는지에 대한 정확한 기전은 알려져 있지 않지만, 나는 우리가 면역 반응의 균형 상태를 건드릴 때마다 인간이 가진 면역 반응 중에서 가장 크고 중요한 역할을 하는 장에 영향을 미친다고 생각합니다.

자가 면역이란?

기존 의학에서는 류머티즘 관절염, 루푸스, 하시모토 갑상샘염, 습진, 천식, 그레이브스병, 천포창, 다발 경화증 같은 다양한 질환을 포함한 자가 면역 질환을 특발성, 즉 원인을 알지 못하는 질병으로 간주합니다. 그럼에도 불구하고 기존 의학계 역시 자가 면역의 일부 측면, 즉 면역 체계가 '과도하게 자극'되어 지나치게 많은 양의 항체가 생성된다는 것은 정설로 받아들입니다. 이 항체는 알 수 없는 이유로 자기 신체 조직과 교차 반응을 시작합니다. 교차 반응이란 체액성(항체 기반) 면역 체계가 자기 조직을 '외부 물질'로 인식하여 그 조직에 파괴적인 염증 반응을 일으키는 것을 의미합니다. 면역 체계가 자신의 갑상샘(하시모토병, 그레이브스병)이나 미엘린 층(다발 경화증), 폐 조직(천식)을 외부에서 침입한 미생물이나 독소로 '생각'해서, 이 조직에 맞서기 위해 모든 파괴력을 끌어모아 중화하고 제거하려 하는 것입

자가 면역의 기원

니다. 이 '전략'은 바이러스나 환경 독소 침입을 차단하는 데는 놀라운 효과를 발휘합니다. 하지만 그 공격이 자신의 신체 조직을 향할 때는 치명적 결과를 초래합니다.

공격이 진행되면서 표적 조직에는 염증이나 기능 장애 관련 증상들이 나타납니다. 예를 들어, 해당 질환이 류머티즘 관절염이라면, 표적 조직은 관절의 연골입니다. 질환이 진행됨에 따라 환자는 진행성 염증, 발열, 발적, 부종, 관절통 및 잠재적 장애를 경험합니다. 염증성 공격이 미엘린 층을 겨냥하면 결국엔 신경 자극 전달 기능이 약해지면서 해당 신경이 관할하는 영역의 기능 장애가 일어납니다. 방광으로 가는 신경이라면 소변 관련 증상이 나타날 것이고, 다리 쪽 신경이라면 걸음걸이에 문제가 생길 것입니다. 하시모토 갑상샘염의 경우 갑상샘이 공격을 받아 갑상샘 호르몬을 생성할 수 없는 상태가 됩니다. 그렇게 되면 갑상샘 기능저하증의 모든 전형적인 증상이 나타날 것입니다.

이는 자가 면역 질환에 대한 단순하고도 전통적인 설명입니다. 왜 체액성 면역 체계가 과도한 양의 항체를 생성하는지, 왜 이 항체들이 교차 반응을 하면서 자신의 조직을 표적으로 삼는지 등 특발성 측면에 대해서는 보통 아무 설명도 하지 못합니다.

의과 대학을 다닐 때 자가 면역 질환을 치료하는 기존 방식이 이상하게 일관성 없다는 느낌을 받았습니다. 류머티즘 관절염과 하시모토 갑상샘염이라는 두 가지 흔한 자가 면역 질환을 예로 들어 보겠습니다. 둘 다 자기 조직을 대상으로 항체 매개 염증성 공격을 펼칩니다.

하시모토 갑상샘염 진단을 받은 환자는 갑상샘 기능이 저하

되었으니, 호르몬 관련 질환 전문인 내분비계 의사를 만나 보라는 말을 듣습니다. 내분비 전문의는 갑상샘 호르몬을 대체하고 기능이 저하된 갑상샘을 돕기 위해 합성 호르몬 보통 '씬지로이드'라는 상표명으로 판매하는 레보티록신)을 처방할 것입니다. 하지만 갑상샘 기능이 다시 정상으로 돌아오지는 않습니다. 일부는 증상이 조금 완화되었다고 느낄 수도 있지만, 많은 환자가 거의 또는 전혀 차도를 보이지 않을 것입니다. 전반적으로 몸이 좋지 않다는 느낌이 그대로 남아 있을 것입니다. 이런 상황에 처한 환자들을 수없이 만났습니다. 몸이 영 불편한데 의사는 갑상샘 호르몬 수치가 낮아서 그렇다며 합성 호르몬을 처방해 줍니다. 약을 먹어도 극히 일부 증상만 완화될 뿐입니다. 왜 그럴까요? 그들은 지금 갑상샘 질환 환자로 취급되어 그 근본 원인인 고장 난 면역 반응을 늦추거나 멈추게 하는 치료는 아무 것도 없기 때문입니다.

류머티즘 관절염의 경우에는, 방법론에서 아직 방향 설정을 다시 할 필요가 있긴 합니다만 통상적 치료법에서도 기저에 깔린 면역 반응을 인식하려고 노력하면서 올바른 치료에 가까워지고 있습니다. 현재 류머티즘 관절염 진단을 받은 환자는 뼈, 관절 치료 전문인 정형외과 의사가 아닌 자가 면역 전문의인 류머티즘 전문의에게 의뢰합니다. 주요 치료 대상이 환자의 관절이 아닌 것입니다. 관절 통증이나 경직, 급성 염증 증상을 완화하기 위한 조치는 해도, 그 밖에 관절 약이나 관절 접착제, 관절 운동은 처방하지 않습니다. 대신 신체가 항체를 만들지 못하도록 막는 약물 처방을 합니다. 표적 기관 치료에 집중하는 하시모토 갑상샘염과 달리, 류머티즘 관절염 치료에서는 통증과 불편함 완화를 위한 단기 급성 치료를 제외하고는 표적 기관인 관절에 별다른 주의를 기울이지 않습니다.

나는 이런 비일관성에 대해 어떤 설명도 들어 본 적이 없습니다. 왜 모두가 분명히 자가 면역 질환이라고 인정하는 질환 중 어떤 것은 해당 장기에 문제가 생긴 것처럼 치료하고, 또 어떤 건 면역 체계 질환처럼 치료하는 것일까요?

나는 이것이 현실적 상황에서 나온 차이라고 생각합니다. 상황에 따라 어떤 방법이 적용 가능할 수도 있고 불가능할 수도 있습니다. 면역 체계가 갑상샘을 파괴하는 경우에는 갑상샘이 어느 정도 파괴될 때까지 기다렸다가 갑상샘 기능을 대체해 주는(적어도 기존 의학은 그렇게 주장하는) 합성 호르몬을 복용합니다. 하지만 면역 체계가 관절을 파괴할 때는 관절이 파괴될 때까지 기다렸다가 교체하는 것이 불가능합니다. 면역 체계가 관절을 공격하지 못하도록 막아야만 합니다. 일관성 없는 이 경우에서 알 수 있는 것은 기존 의학이 두 질병의 뿌리인 면역 반응에 대한 효과적인 치료 방법을 찾아낼 정도로 발전하지 못했다는 것입니다.

류머티즘 관절염을 자가 면역 질환으로 인식하고 치료하는 것이 올바르긴 해도, 면역 체계가 관절을 공격하지 못하도록 막는 면역 억제제는 여러 가지 해로운, 그리고 가끔은 심각한 부작용을 일으키는 것 외에도 중요한 문제가 있습니다. 면역 반응을 억누르는 것이 근원적 자가 면역 질환 치료는 아니라는 것입니다. 이는 하시모토 갑상샘염에서 합성 호르몬이, 애초에 갑상샘 공격을 감행한 근본적 자가 면역 질환을 치료하지 못하는 것과 같은 이치입니다. 면역 반응은 질환의 원인이 아닙니다. 그것은 '가시'를 빼내려고 애쓰는 '고름'일 뿐입니다. 모든 자가 면역 질환에 대한 합리적인 치료법은 '가시'를 찾아내고 그것을 어떻게든 빼내는 것입니다.

면역 반응이 진행 중일 때 꼭 물어야 하는 질문은 어떤 항원이 신체에 과도한 항체 반응을 야기하는가? 그리고 어떻게 항원이 혈류 안으로 들어가게 되었는가입니다. 병의 진행 과정이 상당히 잘 밝혀진 만성 소화 장애증(셀리악병)을 예로 들어 봅시다. 미세 융모를 포함한 장(과 장내 미생물 군집)이 손상됩니다. 미세 융모는 장벽에 돌출된, 머리카락 같은 세포 조직으로 영양소를 흡수하고 장 누수를 방지하는 역할을 합니다. 장벽에 염증이 생기고, 시간이 지나면서 근육 층과 점막 층이 훼손되다가 결국 장 누수가 생깁니다. 그 틈으로 큰 글루텐 분자들이 혈류로 들어가면, 신체는 그것을 파괴하기 위해 식별하고 표식을 다는 항체를 생성하여 중화하려 합니다. 이때 생긴 항체는 뼈, 뇌, 관절을 포함한 신체 조직과 반응하여 무수한 급성 및 만성 증상을 유발할 수 있습니다.

항체가 자신의 신체 조직에 손상을 입히는 것은 사실이지만, 항체가 문제의 근원은 아닙니다. 문제의 근원은 제대로 기능하지 못하는 미생물 군집으로 인해 미세 융모가 손상되고, 그래서 원치 않는 단백질이 혈류 안으로 새어 들어간 것입니다. 미생물 군집이 제 기능을 못하는 이유 중에는 글루텐처럼 내성이 약한 물질에 노출되는 것도 있습니다.

자가 면역 질환, 특히 만성 소화 장애증을 약물로 치료하는 것은 조직 파괴를 멈추고 항체 수준을 낮추는데 효과적인 접근 방법이 아닙니다. 약물이 효과를 내려면 엄청난 양을 투여해야

자가 면역의 기원

하는데, 이는 림프종, 폐렴, 백내장, 당뇨병 같은 다른 많은 문제를 일으킵니다. 또한 그 약물들은 질환의 원인이 아닌 반응을 치료합니다.

글루텐, 가열된 우유 단백질, 콩처럼 문제를 일으킬 수 있는 성분이 있는 음식을 식단에서 제거하면, 미생물 군집이 회복되고 융모가 건강을 되찾을 것이며, 글루텐이 더 이상 혈액으로 들어가지 못하기 때문에 신체는 항체 생성을 중단할 것입니다. 이는 만성 소화 장애증의 반복 순환을 확실하게 끊어 주는 전략이며, 모든 자가 면역 질환의 치료 모델이 되어야만 합니다.

혈류에 지나치게 많은 항체가 존재하는 이유에 대한 다른 설명도 있습니다. 백신 접종의 목표는 결국 항체 생성입니다. 이제 우리는 선행된 세포 매개 활동 없이 항체 반응만 자극해서는 제대로 된 항체 반응을 만들어 내지 못한다는 것을 알고 있습니다. 그렇게 하면 항체 반응이 그렇게 오래 지속되지 못할 뿐 아니라, 반응 수위가 지나치게 낮거나 높을 위험이 있습니다.

우리가 백신 접종을 통해 시도하는 일, 즉 면역 반응을 과다 자극하고 항체 형성을 촉진하는 것이 바로 자가 면역 질환에서 신체가 하는 일입니다. 우리는 말 그대로 면역 반응과 항체 생성을 자극하기 위해 인간에게 항원을 주입합니다. 그러면서 왜 그렇게 많은 사람에게서 면역 반응과 항체 생산이 계속 항진되는지 의아해 합니다. 세포 매개 면역 반응에서 자연스럽게 일어나는 일과 세포 매개 반응을 회피하면서 의도적으로 유발시킨 상황에는 큰 차이가 있습니다.

또한 항체가 특정 조직을 파괴할 때(또는 파괴하기 위해 표식을 붙일 때), 공격 대상 조직을 구성하는 세포의 핵 물질(주로

DNA)이 혈류로 흘러들어 간다는 점도 주목할 필요가 있습니다. 이 상황 역시 신체를 자극해서 그 DNA와 핵 물질, 세포 물질을 표적으로 하는 항체를 생성하게 만듭니다. 이렇게 되면 해당 조직(하시모토 갑상샘염이라면 갑상샘)을 향한 항체 공격이 더욱 맹렬해집니다. 이것이 항체를 매개로 한 조직 파괴의 악순환 과정입니다. 조직이 파괴되면 혈류 내 세포 DNA가 늘어나고, 그 때문에 항체 생성이 늘어나고, 그것이 다시 더 많은 조직 파괴로 이어지는 것입니다. 자가 면역 질환은 이 악순환 때문에 보통 자가 치유되지 않습니다. 악순환의 고리를 끊기 위한 조치가 있어야만 합니다.

사람들이 자가 면역 질환에서 경험하는 증상은 두 가지 원인에서 비롯됩니다. 첫 번째는 달라진 면역 반응으로 인한 전반적 불균형입니다. 이 불균형 자체만으로도 사람들은 피곤하고 몸이 좋지 않다고 느낍니다. 하시모토병 환자들에게서는 초기에 갑상샘을 표적으로 하는 항체인 사이로글로블린과 갑상샘 페록시다제가 증가했다는 증거가 나타나는 경우가 많습니다. 그러나 갑상샘 호르몬 수치는 정상입니다. 환자가 전형적으로 호소하는 증상은 피로감, 전반적 불쾌감, 생리 기능 장애, 불임, 우울증, 불면증입니다. 이 증상들은 갑상샘 기능 장애의 직접적인 결과가 아닙니다. 갑상샘 기능 장애는 대개 나중에 나타납니다. 위에 열거한 증상들은 지나치게 활발한 면역 반응의 결과입니다. 지금이 정말 흥미로운 순간입니다. 지금 우리가 보고 있는 것이 바로 자가 면역 기능 장애 증상입니다. 갑상샘 항체 테스트 결과가 증명하는 것처럼 아직 본격적인 조직 파괴로 넘어간 상황은 아닙니다.

자가 면역의 기원

내분비 전문의는 초기 증상을 보이는 환자에게 갑상샘 기능이 저하될 때까지 지켜보자고 말하고, 그때가 되면 '씬지로이드'를 처방할 것입니다. 그러나 본격적인 조직 파괴가 시작되기 전인 지금이 정말 중요한 순간입니다. 지금 환자에게는 병의 진행 방향을 바꿀 수 있는 기회가 있습니다.(자가 면역 식이 요법과 치료 계획은 11장, 12장 참조) 조직 파괴가 진행 중일 때보다 지금 이런 요법을 시작할 때 성공 가능성이 훨씬 높습니다. 표적 조직이 많은 공격을 받으면, 세포와 조직 건강의 기초인 세포질 구조와 온전함을 포기할 것입니다. 세포와 조직은 제대로 된 구조를 가질 때만 원래 목적한 기능을 수행할 수 있습니다. 세포질이 너무 액화되거나 너무 건조해지면 이미 질병 상태에 접어든 것입니다. 초음파와 자기 공명 영상 모두 세포와 조직이 언제부터 이렇게 손상되어 건강한 상태에서 벗어났는지를 보여 줍니다. 내가 운영하는 샌프란시스코의 작은 의원을 찾아온 환자들의 다음 사례에서도 그들이 앓는 질환에서 세포질이 얼마나 막중한 역할을 하는지가 잘 드러납니다.

첫 번째 환자는 오랫동안 류머티즘 관절염을 앓고 있는 60대 여성인데, 관절이 붓고 통증이 심해지자 병원을 찾아왔습니다. 특히 증상이 심한 것은 손목과 손 관절이었습니다. 환자는 여러 해 동안 류머티즘 관절염 증상 조절을 위해 흔히 처방하는 여러 종류의 독성 약물을 복용해 왔습니다. 약의 독성이 계속 높아지자 다른 치료 방법을 모색하다가 나를 찾아온 것입니다. 류머티즘 관절염의 자가 면역 특성은 잠시 미뤄 두고, 우선 이런 환자에게서 우리가 무엇을 관찰할 수 있는지 살펴보겠습니다. 관절이 건강한 사람의 경우에는 뼈가 서로 떨어져 있고 내부의 겔 같은 주머니가 관절에서 완충 역할을 해 주는데 비해, 관절에 문제가 있는 사람에게서 가장 눈에 띄는 특징은 연골과 점액낭 같은 관절 내 겔 상태 완충물이 깨지면서 주변 조직으로 액체가 유출되는 것입니다. 밖으로 새어나온 액체는 더 이상 적절한 겔 상태가 아닌, 점성이 덜하고 묽은 액체가 되어 우리 눈에 보이는 부종을 만들어 냅니다. 이유는 이 책 뒷부분에서 살펴보겠지만, 관절이 물을 적절한 세포 상태로 유지하는 능력에 문제가 생겼기 때문입니다. 이것이 류머티즘 관절염의 전형적인 특성이며, 체내의 물 상태와 관련한 문제입니다.

다음 환자는 아동기 급성 질환의 전형적인 증상인 콧물, 양쪽 귀 막힘, 그리고 담을 포함한 젖은 기침을 하는 어린아이였습니다. 아이가 '바이러스성' 감염, 또는 세균성 귀 감염을 앓고 있다고 말할 수도 있겠지만, 다른 관점으로 보면 문제는 액체(이 경우엔 우리가 점액이라 부르는 진한 액체)가 쌓이지 않아야 할 곳에 계속 쌓인다는 것입니다. 우리가 부비강 통로의 내막을 이루는 건강한 세포를 들여다볼 수 있다면, 겔 상태인 물로 채워진 견고하고 통통한 세포들이 눈에 들어올 것입니다. 병든 상태의 부비강 통로 내막 세포는 너무 따뜻해서 그 안에 있는 액체가 '녹아내리고', 그 액체가 세포 밖으로 밀려나가면서 그 안에 죽은 박테리아와 백혈구 같은 세포 잔해들이 들어가게 됩니다. 우리는 그런 물질들이 용해된 '녹은' 물이 가래나 고름 형태로 배출되는 것을 보고, 그 사람이 감염되었다고 말합니다. 류머티즘 관절염 환자의 경우처럼 이 아이의 세포도 세포 내 물을 적절한 겔 상태로 유지할 수 없었습니다. 세포 내 액체가 용해되고 세포가 그 건강하지 못한 액체를 방출하면서 우리가 부비강, 귀, 기관지 감염으로 보는 증상을 만들어 냅니다. 결국 이 역시 체내의 물 상태 문제입니다.

다음 환자는 유방에 멍울이 있는 여성이었는데, MRI 검사와 이후 실시된 조직 검사에서 유방암 진단을 받았습니다. MRI 검사는 그 멍울이 비정상적 밀도를 가지고 있음을 보여 주었습니다. 이는 종양 세포 내 물이 수축되었음을 의미합니다. 세포 내 수분의 정상적인 겔 상태가 사라지고, 지나치게 많은 구조적 단백질이 아주 밀도 높고 단단하게 엉킨 상태로 대체되었습니다. 다른 말로 하자면 MRI 검사로 알아낸 가장 중요한 사건은 바로 유방 세포 내 액체에서 정상적인 겔 상태 구조가 손상되었다는 점인 것입니다. 일단 세포 내 수분의 겔 같은 구조가 손실되면 세포는 더 이상 건강한 음전하를 유지할 수 없습니다. 음전하가 둥글게 감싸지 않은 세포는 인접 세포와 적절한 간격을 유지할 수 없는 기능 장애 세포가 됩니다. 그로 인한 결과가 우리가 '종양'이라 부르는, 세포들이 단단하고 밀도 높게 모인 상태입니다. 이 상황을 바라보는 한 가지 방식은 그 여성이 유방암에 걸렸다고 말하는 것입니다. 또 다른 방식은 이것이 유방 세포 내 물의 상태와 관련한 문제라고 말하는 것입니다.

마지막 환자는 울혈성 심장 기능 상실(심부전증)이 있는 노인이었습니다. 이전에 출간한 저서 『인간의 심장, 우주의 심장 Human Heart, Cosmic Heart』에서 심장이 사실 펌프가 아니며, 혈액이 체내에서 순환하는 이유는 모세 혈관 내 충전된 물에서 나오는 정전기력靜電氣力 때문이라고 주장했습니다. 세포와 모세 혈관 내 물의 상태가 건강하고 활기차면, 심장으로 올라가는 정맥 내 혈액 흐름 역시 강하고 활기찰 것입니다. 세포 내 물이 전하를 잃기 시작하면 위쪽으로 올라가는 흐름이 약해지고 정맥 내 액체는 중력에 압도될 것입니다. 그 결과, 충전되지 않은 수분이 하지에 쌓일 것입니다. 이것이 울혈성 심장 기능 상실 환자에게 나타나는 현상입니다. 이럴 때 우리는 심장을 탓하지만, 진짜 문제는 바로 '흐름'입니다. 수분에서 방출되는 전하에서 흐름이 발생하기 때문에, 울혈성 심장 기능 상실 역시 수분을 건강하게 충전된 상태로 유지하지 못하기 때문에 발생하는 문제로 볼 수 있습니다. 다시 말해, 앞의 세 환자처럼 이 남성의 울혈성 심장 기능 상실 역시 체내의 물 상태에 관한 문제라는 것입니다.

여기서 말하는 '물 상태'란 무엇을 가리키는 것일까요? 이 질문에 답하기 위해 현대 세포 생물학 역사를 간략하게 살펴보겠습니다.

6 chapter
세포 생물학
다시 생각하기

1950년대 덴마크 과학자 옌스 크리스티안 스코우Jens Christian Skou 는 세포막의 지질 이중층에 내장된 효소인 $Na+/K+$ 펌프(나트륨-칼륨 펌프)를 발견하면서 세포 생물학의 신비를 풀었습니다. 당시 과학자들은 칼륨 이온(이하 칼륨)과 나트륨 이온(이하 나트륨)이 반투과성인 세포막을 자유롭게 넘나들면서 확산되다가 결국 평형 상태에 이를 거라고 추정했습니다. 그런데 칼륨이 세포 내부에 집중되는 반면, 나트륨은 차단되는 이유를 놓고 골머리를 앓고 있었습니다. 이 불균형 상태를 설명해 줄 기전을 찾는 연구 끝에 마침내 스코우가 나트륨-칼륨 농도 기울기를 담당하는 펌프를 발견한 것입니다.

탁월한 과학적 성취로 평가받는 $Na+/K+$ 펌프의 발견은 이후 다른 과학 연구와 이해의 토대가 되었습니다. 사실 현대 세포 생물학 연구는 주로 세포막 내 여러 펌프와 수용체가 어떻게 기능하는지를 밝히는데 주력하고 있습니다. 이 발견은 우리가 세포의 구조와 기능을 이해하는 방식에 결정적인 영향을 미쳤으며, (조제 및 천연) 의약품 연구 개발의 밑바탕이 되었습니다. 요즘 생산된 많은 약품은 어떤 식으로든 나트륨–칼륨 펌프에 영향을 미치거나(예: 디지탈리스와 스트로판투스) 세포막에 내재된 수용체와 결합하여 세포 내 활동을 자극(예: 아편계 약물과 모든 호르몬제)하는 식으로 작용합니다.

어쩌면 이보다 중요한 측면이 있습니다. Na+/K+ 펌프 모델이 세포의 구조와 기능을 이해해 나가는 과정에서 차츰 자라난 어떤 과학적 합의(세계관이라고도 말할 수 있는 것)와 잘 들어맞았다는 점입니다. 실제로 현대 세포 생물학은 세포막 내 여러 펌프와 수용체가 어떤 기능을 하는지를 조사하는데 큰 비중을 두고 있습니다. 어떤 화학적 전달자가 어느 유전자를 활성, 또는 비활성화 하는지에 집중하는 유전학 연구도 동일한 세계관 위에서 성장했으며, 질병의 유전적 원인과 치료법 연구 및 생명 공학 산업의 토대 역시 그러합니다. 그리고 자가 면역 질환의 광범위한 확산과 그 질환을 만드는데 공헌한 백신은 전적으로 이 세계관의 열매입니다.

현대 과학의 많은 측면이 그러하듯, 불행하게도 Na+/K+ 펌프는 일종의 신화입니다. 정확히 말하자면 Na+/K+ 펌프가 존재하기는 합니다. 하지만 그것으로 나트륨과 칼륨의 분포를 전부 설명할 수는 없습니다. 세포와 생명계 전반의 건강한 공간 방향성을 결정하는 음전하의 '달무리 효과Halo effect' 역시 제대로 규명하지 못합니다.

Na+/K+ 기울기는 건강할 때와 병에 걸렸을 때 우리 세포의 작용을 이해하는데 매우 중요합니다. 그것이 세포를 둘러싼 전하를 결정하기 때문입니다. 세포는 일종의 건전지, Na+/K+ 기울기는 충전기라 할 수 있습니다. 이 사실은 두 가지 이유에서 중요합니다. 첫째, 충전된 건전지만 작동할 수 있는 것처럼 충전된 세포만 활동할 수 있습니다. 충전되지 않은 세포, 즉 Na+/K+ 기울기가 없는 세포는 기능 장애 세포입니다. 둘째, 세포를 달무리처럼 감싼 음전하는 Na+/K+ 기울기의 결과로, 세포가 다른 세포와의 관계에서 적절한 공간 방향성을 유지하는 능력에 가장 중요한 결정 요소입니다. 다른 세포들과 적절한 공간 관계를 가진 세포가 제 기능을 잘 수행하는 건강한 세포입니다. 음전하 달무리를 잃어버린 세포는 더 이상 다른 세포와 적절한 간격을 유지할 수 없고, 올바른 기능을 하지 못하는 덩어리로 뭉쳐집니다. 이런 비정상적 세포 배열에서 질병이 발생합니다.

사실 내가 하고 싶은 말은 이 생각에 오류가 있음을 밝히고, 그보다 정확한 개념적 체계로 대체하려는 것입니다. 그것은 우리 세포와 신체를 우리가 살아가는 자연계와 이어 주는 시각이며, 하나의 세포를 대우주를 담은 소우주로 바라보는 시각입니다.

지난 몇 세기 동안, 전 세계 과학자들은 포유류 세포의 구조와 기능, 작동 기전을 연구했습니다. 수십 년간의 연구를 통해 포유류의 세포막이 지질 이중층, 즉 내부에 단백질층이 존재하는 두 개의 지방층임을 알게 되었습니다. 이 지질 이중층에 내재된 다양한 단백질은 수용체나 펌프 역할을 하거나, 세포가 주변 환경과 소통하고 본질적 기능을 수행하는 것을 돕기 위한 여러 역할을 수행합니다. 예를 들어 에스트로겐이나 테스토스테론 같은 호르몬과 결합하는 단백질 수용체가 있습니다. 일단 호르몬(혹은 아편계 약물이나 수백 가지 다른 전령사 분자)이 세포막 내 수용체에 결합되면 수용체는 세포 내부에서 특정 활동을 촉발합니다.

전달자 분자가 수용체 단백질과 결합해서 활성화하면 신호가 세포핵에 전달됩니다. 이에 따라 우리가 유전자라고 부르는 핵DNA의 특정 배열이 꺼지거나 켜집니다. 이 유전자들은 전사와 번역을 통해 다른 단백질을 만들어 특정 유전자가 요청하는 구조를 형성하거나 활동을 시작하게 합니다. 예를 들어 에스트로겐이 세포막의 에스트로겐 수용체와 결합하면, 유방 조직 형성에 필요한 단백질을 생산해 달라는 신호가 세포핵 내 DNA로 전달됩니다. 에스트로겐을 제거하거나 수용체를 차단하면 이 신호는 방해를 받고 유방 형성이 중단됩니다. 세포마다 가지고 있는 수용체 단백질의 유형과 양이 다르고, 이를 통해 세포마다 각자의 전문적 역할을 수행합니다.

이 내용을 종합하면 세포란 무엇인가에 대한 아주 기초적인 설명이 나옵니다. '물주머니(세포는 70%의 물로 이루어져 있다)'를 둘러싼 지질 이중층이 있고, 그 안에 각기 다른 기능을 가진 여러 구성 요소가 용해되어 있습니다. 세포는 지질막에 내장된 수용체를 통해 유기체의 다른 부분과 소통합니다. 전달자가 막에 결합된 특정 수용체를 활성화하면 수용체는 세포 내부에 활동 신호를 보냅니다. 대부분의 경우 그 활동은 DNA의 한 부분(즉 유전자 또는 유전자 그룹)을 켜는 것이고, 그 DNA는 신체를 구성하는 여러 종류의 단백질(일부는 구조적인 역할, 일부는 좀더 기능적인 역할 담당)로 전사되고 번역됩니다. DNA는 세포 내부의 핵 안에 들어 있고 단백질 합성은 주로 리보솜이 담당하는데, 리보솜은 세포질 내 물속에 떠 있는 상태로 존재합니다. 이모든 과정을 진행하는데 필요한 에너지는 미토콘드리아에서 아데노신삼인산ATP을 생성하면서 공급합니다.

포유류 세포의 경우, ATP 분자에 들어 있는 고에너지 결합이 세포 활동을 유지시키는 통화(에너지 화폐)입니다. 여기서 '통화(화폐)'는 어떤 것을 작동하게 하는 에너지를 가리킵니다. 시스템이 미국 경제라면 그것을 움직이게 하는 통화는 달러입니다. ATP는 고에너지 결합을 가진 인산염 세 개에 결합된 아데노신 분자로, ATP가 아데노신이인산ADP으로 '분리'될 때, 세 번째 결합에 있던 에너지가 해방되어 세포를 위해 쓰입니다. 두 번째 결합이 '분리'될 때는 더 큰 에너지가 방출됩니다. 이때 하나의 인산염 분자 하나로 구성된, 아데노신일인산AMP은 다시 ATP로 만들기 위해 즉, 통화로 사용하기 위해 미토콘드리아로 돌려보냅니다. 경제 체계와 마찬가지로 먼저 원하는 활동(예를 들어, 주택 구입)을 가능하게 할 통화를 만들고, 그것을 소비한 뒤에는 또 다른 활동(예를 들어, 식료품 구입)을 가능하게 할 새로운 통화 공급을 위해 어떤 활동(예를 들어, 일)을 해야 하는 것입니다.

Na+/K+ 펌프를 예로 들어 보겠습니다. 이것은 막에 결합된 일종의 회전목마로 생각할 수 있습니다. 펌프 외부에는 K+ 전용 결합 부위가 있고, 내부에는 Na+ 전용 결합 부위가 있습니다. 펌프는 ATP를 에너지원으로 사용하여 세포 외부의 K+, 세포 내부의 Na+과 결합합니다. 결합이 이루어지면 펌프는 빙글빙글 돌면서 K+을 세포 내부에, Na+은 세포 외부에 저장합니다. 그런 다음 회전목마는 회전하면서 세포 바깥에 있는 또 다른 K+ 분자와 세포 안에 있는 Na+ 분자를 집어 들고 다시 회전합니다. 이런 과정을 거쳐 마침내 원하는 내부 K+ 수준과 외부 Na+ 수준을 만들어 냅니다. 이 과정에서 생긴 격차로 인해 세포 바깥쪽이 양전하 상태가 됩니다.

　지금까지의 설명은 우리가 세포 생물학 및 세포가 어떻게 조직되고 기능하는지를 이해하는데, 그리고 신약 개발과 기술 연구, 응용에서 그야말로 핵심 토대 역할을 하는, 너무나도 중요한 내용입니다. 근본적인 차원에서 전부 잘못된 내용이란 점만 제외하면 말입니다. 나는 여러 창의적인 과학자들의 연구 덕분에 기존 모델의 오류를 깨닫고, 포유류 세포 이해를 위한 정확하고 유용한 모델을 만날 수 있었습니다. 이 책에 담을 수 있는 것보다 심도 깊은 설명을 원하는 분들은 길버트 링Gilbert Ling, 매완호Mae-Wan Ho, 제럴드 폴락Gerald Pollack의 연구를 참고하시기 바랍니다.(추천 자료 참고)

　내가 지배적인 세포 생물학 가설을 의심의 눈으로 바라보기 시작한 건 25년 전 응급실 의사로 일하던 시절부터였습니다. 의대에서 우리는 세포 무게의 70%가 물이며, 세포 구성 분자의 99% 이상이 물 분자라는 것을 배웁니다. 이 구성은 실험을 통해 입증된 내용입니다. 우리는 또한 물질이 고체, 액체, 기체라는 세 가지 상태 중 하나로 존재한다고 배웁니다. 물이라면 얼음, 액체 상태 물, 수증기 중 하나일 것입니다. 그렇다면 세포 무게의 70%에 달하는 물은 이 셋 중 어떤 상태일까요? 기존 세포 생물학에서는 세포 내 물이 액체 상태이며, 칼륨, 나트륨, 핵, 미토콘드리아, 리보솜과 단백질은 가장 보편한 용매인 물에 용해되거나 떠 있다고 말합니다.

자가 면역의 기원

하지만 큰 부상을 입고 응급실로 실려 들어오는 환자들을 보면, 모두가 어떤 조직에서든 엄청난 규모의 세포막 파열이 일어났을 것이 틀림없는 상황이지만, 한 번도 상처에서 물이 솟구치거나 부상당한 환자 옆에 물웅덩이가 생기는 광경을 본 적이 없습니다. 피는 당연히 흥건했지만 세포에서 나온 '순수한' 물은 왜 볼 수 없는 걸까요? 물도 함께 나와야 하는 것 아닐까요? 이는 내가 배우거나 아는 '사실'과 눈앞에서 펼쳐진 현상이 일치하지 않는 경우 중 하나였고, 우리 모두 한번쯤은 이와 비슷한 경험을 해보았을 것입니다. 나는 인체의 대부분이 액체 상태인 물로 이루어져 있다고 배웠고 또 그렇게 믿었지만, 어디를 어떻게 봐도, 내가 만났던 그 누구에게서도, 세포에서 흘러나온 물은 한 번도 본 적이 없습니다.

이 인지 부조화를 견딜 수 없던 나는 세포 생물학 문헌을 파고들기 시작했습니다. 그러면서 세포막과 결합한 펌프와 단백질에 대해 우리가 아는 내용의 많은 부분이 미세 피펫을 사용하는 과학자들이 발견한 것임을 알게 되었습니다. 미세 피펫은 세포막에 구멍을 뚫는 용도로 쓰거나 세포막에서 펌프나 단백질을 추출할 수도 있는 아주 작은 주사기 같은 것입니다. 그런데 놀랍게도 세포막에 수백 개 구멍을 뚫어도 세포에서 아무 것도 '새어 나오지' 않는다는 것을 알게 되었습니다. 한층 더 이상한 건 그렇게 찔러 대도 세포 기능에 아무런 영향을 주지 않는다는 점입니다. 어떻게 그럴 수 있을까요? 우리가 배운 대로 세포막이 세포의 기본적 기능 단위 역할을 한다면, 어떻게 세포막을 심하게 훼손했는데 세포 기능에 눈에 띄는 영향이 전혀 일어나지 않는 것일까요?

2001년, 생물학자인 길버트 링은 『세포와 세포 하위 수준의 생명Life at the Cell and Below-Cell Level』을 출판했습니다. 그 책에서 링은 Na+/K+ 펌프 모델로는 나트륨 차단이나 칼륨 집중 현상을 설명할 수 없으며, 그렇기 때문에 세포막 너머 전하를 생성하는 것이 펌프일 수 없다고 주장합니다. 링은 명망 있는 의화단 배상 장학금Boxer Indemnity Scholarship을 받아 시카고 대학에서 공부한 중국계 과학자입니다. 그는 선구적 신경 생리학자인 랄프 왈도 제라드Ralph Waldo Gerard의 지도 아래 생리학 박사 학위를 취득했습니다. 링의 연구는 탁월했지만, 기존 과학계는 대부분 무시했습니다. 논지는 복잡하지만(자세한 내용을 알고 싶다면 『세포와 세포 하위 수준의 생명』을 읽어 보시기 바랍니다) 핵심은 간단합니다. 기존 모델의 앞뒤가 맞지 않는다는 것입니다. 세포막에 그런 펌프가 있는 건 사실이지만, 나트륨과 칼륨 분포를 책임지기 위해서는 실제 가용 수준보다 15배에서 30배 많은 에너지(ATP 형태)가 필요하기 때문입니다.(월급이 1천 달러밖에 안 되는데 매달 5천 달러씩 주택 담보 대출 상환을 해야 하는 상황과도 같습니다. 주택 담보 대출 상환이 어려울 뿐 아니라, 가계를 꾸려갈 자금(통화)도 남아 있지 않습니다)

링은 또한 수십 년에 걸친 일련의 실험을 통해, 미세 피펫을 사용해서 세포막을 뚫어도 Na+/K+ 기울기나 세포의 전하에는 아무런 영향이 없음을 보여 주었습니다. 펌프를 작동 불능 상태로 만들어도 농도 기울기에는 무시해도 될 정도의 영향밖에 주지 않았습니다. 펌프가 존재하고 막에 내재하는 것은 사실이지만, 그 실제 기능은 Na+/K+ 기울기나 세포 전하의 정상 기전에 장애가 생겼을 때 활동을 재개시키는 일종의 예비 발전기에 가

깝습니다.

링은 또한 ATP의 고에너지 인산염 결합을 구성하는 아데노신과 인산염 결합이 사실 다른 일반 분자들 결합에 비해 더 많은 에너지를 갖고 있지 않음 또한 증명했습니다. ATP는 우리가 생각했던 그런 고에너지 통화가 아닌 것입니다.

이제 많은 질문이 남습니다. 그렇다면 물은 세포 안에서 어떤 상태로 존재할까요? 세포의 안팎에서 나트륨과 칼륨이 불균등하게 분포하는 원인은 무엇일까요? 세포막의 중요성이 실제로는 제한적이라면 분자는 어떻게 유전자를 끄고 켜는 신호를 보낼까요? ATP가 우리 몸의 에너지 통화가 아니라면 ATP의 역할은 무엇일까요? 그리고 ATP가 아니라면 세포를 둘러싼 전하를 책임지는 것은 무엇일까요?

이 질문들에 답하기 위해 앞장에서 언급했던 환자들과 그들 질환의 '물의 상태' 문제로 돌아가겠습니다. 과학은 물질이 고체, 액체, 기체라는 세 가지 상태 중 하나로 존재한다고 말합니다. 구리를 예로 들어 보겠습니다. 구리는 고체 구리(구리 광석), 용해 구리, 가스성 구리로 존재할 수 있습니다. 구리의 상태는 주로 당시의 온도와 압력에 따라 결정되고, 그보다 적은 비중의 움직임에도 영향을 받습니다. 물도 마찬가지입니다. 물은 주로 온도에 따라 얼음, 물 또는 수증기로 존재하며, 각기 고유한 분자 패턴과 배열을 가지고 있습니다.

이제는 물질의 존재 상태가 더 이상 추측 대상이 아닙니다. 어떤 물질이든 분광 광도계로 쉽게 검사해서 분자 구성을 정확하게 알아낼 수 있습니다. 얼음, 물, 수증기의 분자 패턴은 각기 뚜렷한 특징이 있습니다. 그렇다면 겔 상태로 존재하는 물은 어떻게 세 가지 패턴 중 어느 하나에도 속하지 않을까요? 그것은 액체, 고체, 기체 상태의 분자 구성 어느 것과도 일치하지 않습니다. 제럴드 폴락Gerald H. Pollack이 저서 『물의 과학The Fourth Phase of Water』(동아시아, 2018)에서 지적한 것처럼, 물은, 그리고 오직 물만 다른 세 가지 상태와 분자 구성상 뚜렷한 차이를 가진 네 번째 상태로 존재할 수 있기 때문입니다. 물의 네 번째 상想인 젤 상태가 포유류 세포의 건강한 세포 내 물의 상태입니다. 건강한 인간 세포에 액체 상태의 물은 존재하지 않습니다.

포유류 세포 내 젤이 형성되는 원리는 '젤로JELL-O'를 만드는 것과 비슷합니다. 사실 '젤로'는 뼈와 결합 조직에서 추출한 콜라겐으로 만든 단백질인 젤라틴의 상표명에 불과합니다. 젤라틴 만드는 재료는 간단합니다. 물과 친수성 높은 단백질만 있으면 됩니다. 만들 때는 단백질에 에너지를 더하기 위해 혼합물을 가열합니다. 젤라틴 단백질을 물에 넣고 열에너지를 더하면 단백질이 펼쳐지면서 물과 결합할 수 있는 상태가 됩니다. 이 혼합물이 식으면 물의 네 번째 상의 특징인 젤이 됩니다.

사람의 관절을 떠올려 봅시다. 건강한 상태에서 연골, 점액낭, 관절의 내부 구조는 효과적인 완충이 가능하고 뼈의 상호 충돌과 마찰을 방지하는 형태를 갖고 있습니다. 물의 네 번째 상은 음전하를 띠기 때문에, 음전하 점액낭이 다른 음전하 점액낭 근처에 오면 서로를 밀어내면서 뼈끼리 부딪치지 않고 부드럽게 미끄러지게 합니다. 스케이트 선수가 얼음 위에서 미끄러지며 움직이는 것을 생각하면 됩니다. 얼음 표면에는 젤 같은 미세한 음전하층이 있어서 스케이트 날이 얼음 표면에 달라붙지 않게 해 줍니다. 혹시라도 젤 같은 음전하층이 없는, 극도로 차가운 표면을 혀로 핥아 본 경험이 있다면, 정전기와 기계적 반발력이 없을 때 두 표면이 미끄러지지 않고 달라붙는다는 것을, 그래서 차가운 표면에 혀가 붙어 버린다는 것을 알 것입니다. 완충 없이 뼈끼리 부딪칠 때도 같은 일이 벌어지며, 이 경우엔 통증과 기능 장애를 수반합니다.

갑상샘 같은 조직에서 염증이 장기에 영향을 주면, 세포와 조직이 붓고 물기가 많아지는 것을 볼 수 있습니다. 부어오른 갑상샘 세포는 적정량의 갑상샘 호르몬을 분비할 수 없습니다. 부어오르거나 건조한 신경 세포는 전기 자극을 제대로 전달할 수 없습니다. 이런 세포질의 구조 변화는 염증 상태나 자가 면역 상태가 된 병든 세포의 특징입니다.

폴락에 따르면 물의 네 번째 상은 음전하를 띠며, 다양한 형태의 외부 정보, 에너지, 신호를 흡수할 수 있는, 결정 구조의 겔-수용 장치 역할을 합니다.[33] 특정 주파수의 전파를 흡수해서 우리가 라디오를 통해 듣는 소리로 변환하는 라디오 수신기를 생각해 보세요. 따라서 겔(건강한 네 번째 상으로 존재하는 세포질)은 다음 두 가지 기능을 수행합니다. 겔은 세포를 둘러싼 음전자장을 만들고, 이는 수용 장치 역할을 하면서 세포가 외부 정보, 에너지, 신호를 수신하고, 유기체의 생명에 유용한 것으로 변환하게 해 줍니다.

이를 통해 ATP의 역할에 대한 통찰을 얻을 수 있습니다. 앞서 이야기한 것처럼 ATP를 보통 세포 간 에너지 전달을 위한 통화로 여깁니다. 그 모델에서 ATP는 해당 세포의 기능에 필요한 에너지를 공급하기 위해 끊임없이 생성, 저장, 분해됩니다. 나는 젤라틴을 만들 때 열이 하는 일과 동일한 역할을 ATP가 수행한다고 보는 편이 더 정확하다고 생각합니다. ATP는 세포 내 단백질 위에 있는 특정 수용체와 결합하면서 단백질을 펼치고 확장시킬 수 있는 변형 과정을 촉발합니다. 그 결과 단백질은 물과 결합하고, 식으면서 보호막 역할을 하는 강한 음전하를 띤 겔을 형성합니다. 이 모든 과정에 펌프나 외부 에너지는 필요치 않습니다.

일련의 실험에서 길버트 링은 네 번째 상으로 존재하는 세포 내 겔의 독특한 물리적 특성(세포 내부의 망사 같은 겔 구조)으로 인해 세포는 내부에 칼륨(K+ 형태로)을 '가두고' 나트륨(N+ 형태로)을 배제하도록 정밀하게 구성되었다는 것을 증명했습니다. 이해를 돕기 위해 창문에 설치한 방충망을 떠올려 봅시다. 어떤 이유에서든 우리가 몸집이 작은 모기는 안으로 들여보내고 커다란 파리는 차단하려 한다고 가정하겠습니다. 우리는 모기는 들여보내고 파리는 막기에 딱 맞은 크기의 방충망을 만들 수 있습니다. 이것이 우리 세포 내 겔이 작용하는 방식입니다. 다만 세포의 경우 그물망 자체가 세포 내부의 칼륨과 실제로 결합한다는 것만 다를 뿐입니다.

링이 발견한 것은 나트륨은 차단하면서 세포 안에 칼륨을 농축하는 과정(어쩌면 세포에서 가장 중요한 기능)을 어떤 외부 에너지도 사용하지 않고 자급자족하며 유지하는 지극히 정교한 체계입니다. 이 설명은 기존 펌프 모델(보편적으로 인정받고 있지만 내게는 타당해 보이지 않는)보다 훨씬 단순하고 우아하며 지속 가능하고 경제적인 모델을 제시합니다.

이 모델에 따라 포유류 세포를 보면 일반 현상과 분자 내 현상을 다르게 이해할 수 있습니다. 예를 들어, DNA가 어느 단백질로 전사, 번역되는가는 당시 DNA의 어느 부위가 노출되거나 '펼쳐'지는가에 따라 결정된다는 것이 입증되었습니다. 100개의 분리된 유전자로 구성된 기다란 DNA 가닥을 머릿속에 그려 봅시다. 에스트로겐에 노출된 결과 에스트로겐이 세포 내 겔의 특정 부위와 결합했고, 이제 필요한 것은 43번 유전자를 100개 복사하는 것이라고 상상해 보겠습니다. 에스트로겐 신호는 결정으로 이루어진 바탕질 구조를 미묘하게 바꿉니다. 바탕질에 내재한 DNA는 자기가 속한 바탕질에 일어난 변화로 인해 접는 방식을 바꿉니다. DNA 접힘이 바뀌면서 유전자 43번이 노출되고, 그것은 전사되고 필요한 단백질로 번역됩니다. 이것이 에스트로겐 신호의 목적이었습니다. 이 신호는 필요한 단백질이 생산되도록 DNA 환경과 세포의 단백질 공장을 변화시킵니다. 물의 네 번째 상의 특성 덕분에, 우리가 '생명'이라고 부르는 이 과정은 최소 에너지와 최대 효율성으로 진행됩니다.

다시 말하지만 이는 생명이 손쉽게 순환할 수 있게 해 주는, 원활하고, 외부 에너지 공급이 필요 없으며 지속 가능한 시스템입니다. 호르몬, 이온, 영양소 형태의 모든 신호는 세포 내 바탕질에 미묘한 변화를 일으키고, 바탕질은 이런 신호 노출에 반응하여 미묘하게 달라집니다. 이 시스템의 또 다른 장점은, 물의 양극성 및 결합 부위를 무한정 형성할 수 있는 능력 덕분에 인간 세포가 외부 영향을 무제한 수용할 수 있다는 것입니다. 이는 물이 왜 생명의 토대인지를 설명해 줍니다. 물은 무한한 유연성과 외부 영향과 무한정 결합할 수 있는 능력을 갖고 있습니다. 어떤 펌프 시스템, 단백질 결합 세포막도 물이 지닌 이런 능력의 발끝에도 미치지 못합니다.

세포를 보는 이 새로운 관점은 이제 막 걸음마를 뗀 후성 유전학을 이해하는데 도움을 줍니다. 유전학의 기존 모델은 DNA 분자를 구성하는 염기쌍 서열이라는 1차 구조가 가장 중요하다고 말합니다. 1조 달러 규모의 생명 공학 산업은 DNA 염기 서열 분석과 유전자 구성을 알아내는데 몰두하고 있습니다. 반면 앞서 설명한 새 모델은 유전자를 구성하는 DNA 서열도 중요하지만, 각 DNA 서열이 언제 어떻게 노출되거나 펼쳐져서 복제되는가가 훨씬 중요함을 보여 줍니다. 바로 이 과정이 우리의 건강을 좌우합니다.

　　브루스 립턴Bruce Lipton은 후성 유전학 분야의 주요 저서인 『당신의 주인은 DNA가 아니다The Biology of Belief』(두레, 2016)에서 가장 흔한 유전병조차 발현 여부는 개인의 믿음 체계를 포함한 후성 유전적 영향에 크게 좌우된다는 것을 입증했습니다. 11번 염색체에 유전자 20번이 있고, 유전자 20번에서 유래한 단백질을 하루에 백 개씩 복제할 때 다발 경화증이 나타난다고 가정해 봅시다. 하지만 유전자 20번을 하루에 80개만 복제할 때는 아무 일 없습니다.

　　유전자 활동의 결정 요인은 유전자 자체가 아닙니다. 유전자는 고정되어 있습니다. 결정 요인은 유전자가 노출되거나 펼쳐지는 것이며, 그 신호에 따라 단백질 생산이 일어납니다. 이는 결정 겔의 기능이지 DNA의 기능이 아닙니다. 다시 말해 결과를 좌우하는 것은 DNA가 아닌 겔입니다. 그리고 물 결정 겔은 결합 부위를 무한대로 만들 수 있기 때문에, 호르몬, 비타민, 영양소, 햇빛, 소리, 빛, 그리고 (내 생각에는) 믿음, 사랑 같은 섬세한 에너지와도 결합할 수 있는 완벽한 수용 수단입니다. 이 모든 외부 영향은 결정 젤과 상호 작용하고 젤의 형태를 바꿀 수 있습니다. 그러므로 이 모델은 우리가 어떻게 생각하고 느끼고 말하는지에 따라, 그리고 누구와 함께 있는지에 따라 우리 유전자가 어떤 영향을 받는지를 생리학적으로 설명해 줍니다. 우리가 함께 살아가는 환경 속 모든 요소는 우리의 정체성과 기능하는 양식뿐 아니라, 유전자 발현 양식 같은 세세한 부분에도 뚜렷한 영향을 미칩니다.

공간 정향,
자폐증과 자가 면역

대학을 졸업하고 평화 봉사단 봉사 활동을 마친 뒤, 나는 인지학과 인지의학에 깊은 관심을 갖고 본격적인 활동에 참여하기 시작했습니다. 의대 재학 중 캠프힐 공동체 협력 의사들의 병원에서 4개월짜리 의료 수련 과정을 마쳤습니다. 그곳에서 나는 한 가족과 함께 생활하면서 요리, 청소 같은 집안일을 포함한 그 집의 일상을 함께 했고, 일주일 중 이틀은 공동체 마을에서 일했습니다.

전 세계에서 발달 장애인 돌봄에 혁명적 변화를 일으킨 캠프힐 운동은 루돌프 슈타이너에게 영감을 받은 의사 칼 쾨니히Karl König가 스코틀랜드에서 처음 시작했습니다. 캠프힐 운동은 비참하고 고립된 삶을 살아가기 일쑤였던 장애인들을 새로운 방식으로 돌보고 공동체 활동에 참여하게 함으로써, 기쁨과 존엄을 느끼며 충만한 삶을 살아갈 기회를 선사했습니다. 수십 년이 지난

자가 면역의 기원

지금, 세계 곳곳에 생겨난 캠프힐 마을은 우리 인간들에게 새로운 방식으로 어울려 살아가는 법을 알려주는 본보기로서 그 역할을 이어가고 있습니다.

캠프힐 공동체에서는 대개 2명에서 10명가량의 장애인이 1명에서 3명가량의 동료co-worker나 자원봉사자, 그리고 가족과 함께 독립 공간에서 살아갑니다. 공동체 성격에 따라 성인 장애인 중심인 곳도 있고, 어린이를 위한 곳도 있습니다. 낮 동안 마을 사람들(장애인)은 아이라면 학교에, 성인이면 일터로 갑니다. 하는 일은 다양합니다. 밭일, 가축 돌보는 일, 목공, 제본 혹은 공동체 구성원 누군가가 가진 기술 관련한 일을 합니다. 작은 식당을 열어 직접 키운 농산물로 만든 음식을 지역 주민과 도시 사람을 대상으로 판매하는 경우도 있습니다. 마을 사람들은 각자 선호하는 단일 업무를 직접 택하기도 하고, 일정 업무를 정기적으로 돌아가면서 맡기도 합니다. 나는 농사일을 조금 알았기 때문에 견습생 시절에 주로 밭에서 일을 했습니다. 보통 두세 명의 마을 주민과 한 팀을 이루어, 농사 전체를 관장하는 책임 농부의 지시에 따라 거름 내기, 밭 갈기, 심기, 잡초 뽑기, 수확하기 같은 일을 했습니다.

그때 나는 자폐 정도가 심각한 두 명의 10대 청소년, 프레드, 폴과 함께 일했습니다. 뉴욕주 북부에 위치한 캠프힐 마을에서 처음 만났을 때, 폴의 나이는 대략 15살이었습니다. 함께 있을 때면 폴은 몸을 앞뒤로 흔들거나 막대기를 빙빙 돌리며 단순한 음절로 노래를 흥얼거렸습니다. 힘이 좋았기 때문에 거름을 삽으로 퍼서 수레에 싣는 일이 어렵지는 않았지만, 자기만의 세계에 혼자 있는 것을 더 좋아했기 때문에 그 아이에게 과제를 주고 수행하도록 이끄는 역할이 만만치는 않았습니다. 하지만 잡초 뽑는 일은 얼마나 좋아하고 잘하는지 볼 때마다 감탄을 금할 수 없을 정도였습니다. 적어도 내가 아는 한, 폴은 실수로 잡초 대신 작물을 뽑는 일이 없었습니다. 당근 밭에서 일할 때 나는 잡초와 당근을 구분하느라 애를 먹었습니다. 특히 속도를 내서 일하다 보면 둘을 혼동해서 잡초 대신 어린 당근 싹을 뽑는 경우가 적지 않았습니다. 하지만 폴은 나보다 훨씬 빠른 속도로 쉽게 잡초를 뽑으면서도 실수하는 일이 없었습니다. 어떻게 그렇게 잘하느냐고 물어본 적이 있었습니다. 폴은 빙그레 미소를 띠고 경쾌하게 막대기를 돌리면서 평소처럼 뜻 없는 곡조를 흥얼거리는 것으로 답했습니다.

프레드를 만난 것도 같은 캠프힐 공동체였습니다. 당시에 그는 18살이었습니다. 처음 만난 날(그리고 그 다음에도 늘) 덩치가 크고 건장한 그는 양팔을 펄럭이며 나를 향해 전속력으로 달려왔습니다. 그러고는 부딪히기 직전에 멈춰 서서는 '해리 아저씨'에 관한 어떤 질문을 했습니다. 솔직히 말해 처음에는 조금 무섭기도 했지만 친해지고 나니 결코 누굴 해칠 사람이 아니라는 것을 분명히 알 수 있었습니다. 의대를 마친 뒤에는 뉴햄프셔주로 이주해서 한창 성장 중인 그곳 인지학 공동체와 캠프힐 마을 한가운데 작은 의원을 열었습니다. 나중에는 프레드와 폴도 내가 17년간 마을 의사로 일하며 생활했던 뉴햄프셔 캠프힐 마을로 이주했습니다.

마을에 자리 잡은 뒤 나는 캠프힐 마을에 들어온 지 얼마 안 된 지미를 알게 되었습니다. 당시 그는 내 또래인 서른 즈음이었습니다. 키가 작고 다부진 체격에 허리가 굽고 다리를 많이 절룩

거렸습니다. 억눌린 듯 빠르게 말을 했고 불안도가 엄청나게 높 았는데, 특히 건강에 대한 염려가 컸습니다. 하지만 지미는 음악 을 좋아했고 많은 악기를 다룰 수 있었으며, 처음 보는 어려운 곡도 악보를 보고 연주할 수 있었습니다. 다른 캠프힐 마을처럼 그 마을도 예술을 중요하게 여기며 최대한 많이 접하도록 장려 했기 때문에 지미에게는 더할 나위 없이 좋은 곳이었습니다. 지 미가 클라리넷을 연주하는 것을 처음 보았을 때를 기억합니다. 새 소나타 악보를 받은 그는 한 번도 연습한 적 없는 곡을 끝까 지 완벽하게 연주했습니다. 음정이 정확하고 리듬도 딱히 흠잡 을 곳이 없었지만 듣기는 정말 힘들었습니다. 음악 연주라기보다 는 리듬에 따라 음정을 소리 내도록 프로그래밍 된 기계에서 나 는 소리 같았습니다. 혹시라도 지미의 음악 경험을 풍요롭게 해 줄까 싶어서 같은 소나타를 녹음해서 들려주기도 하는 등 음악 적 감성을 전달하고자 갖가지 시도를 해 봤지만, 지미의 연주는 눈곱만큼도 달라지지 않고 처음 들었을 때와 언제나 똑같았습 니다. 내가 전해 주려고 애쓰는 음악적 감성이나 곡에 대한 느낌 을 개념화할 방법이 전혀 없는 것처럼 보였습니다.

지미의 놀라운 능력은 그뿐이 아니었습니다. 내가 놀이용 쌓 기 막대나 집짓기 블록이 들어 있는 상자를 바닥에 쏟으면 지미 는 몇 초 안에 막대가 모두 몇 개인지 말할 수 있었습니다. 과거 2,000년간의 어떤 날짜를 말하면(서기 0년 근처는 좀 어려워 했 지만) 즉시 요일을 대답할 수도 있었습니다.

지미는 진료실에 오는 것을 좋아했습니다. 나는 지미가 예약 을 하면 항상 적어도 30분은 여유 있게 비워 두었습니다. 진찰 실에 들어오면서 내 손이 닿기도 전에 벌써 '아야' 소리를 내거나, 진찰할 때 온갖 고통스런 신음 소리를 (그래도 얼굴엔 미소가 서려 있었지만) 낼 때가 많았습니다. 어디를 다쳤거나 문제가 있다는 얘기를 아무도 하지 않았기 때문에 정말 아프냐고 물어보기도 했습니다. 그럴 때면 몰래 과자를 꺼내 먹다 들킨 아이 같은 얼굴로 "괜찮아요, 아픈 데 없어요."라고 대답하면서도, 발작이나 뇌졸중 혹은 최근 어디서 읽거나 들은 질병 때문에 갑자기 쓰러져 죽을 지도 모를 일 아니냐는 말을 덧붙였습니다. 진료가 끝나면 남은 시간 내내 자기 몸에 엄청난 문제가 생겼을지 모른다는 두려움을 달래기 위한 질문을 쏟아 내었습니다. 당분간은 별일 없이 지내겠지만, 얼마 안 가 또 여기저기가 아프고 쑤신다며 날 찾아올 것이었습니다.

세월이 흐르면서 나는 지미의 어머니와도 가까워졌습니다. 그녀는 지미를 보스턴에 있는 어린이 병원에서부터 매사추세츠 종합 병원의 훌륭한 의사들과 미 동부에서 가장 유명한 전인 치료, 대체 의학 의사들에게까지 데려가 보았지만, 지미를 어떻게 도와주어야 할지 아는 사람이 아무도 없었다고 털어놓았습니다. 자폐 아이를 둔 많은 부모의 이야기처럼, 지미도 2세 무렵 갑자기 증세가 시작되었다고 했습니다. 그 시절에 흔히 그러는 것처럼 지미의 어머니도 몇 년 동안 자기가 아이와 충분한 정서적 유대를 형성하지 못했다며 자책했고, 역시 너무 흔한 공식처럼 화목한 가정이 무너지는 경험을 했습니다.

캠프힐 공동체에는 이런 이야기가 차고 넘칩니다. 건강하게 정상적으로 성장한다고 생각했던 아이가 15개월에서 24개월 사이에 이상한 증상을 보이기 시작하는 것입니다. 흔히 백신 접종 부작용을 보인 뒤 증상이 시작되는 경우가 많았습니다. 시간이 지나면서 사회 전체에 이런 이야기가 점점 더 흔해졌습니다. 최근 건강 설문 조사에서는 이제 36명당 1명이 자폐 범주에 들어간다는 결과도 나왔습니다.

나는 위에 소개한 세 젊은 자폐 친구들에게 늘 감사한 마음을 갖고 있습니다. 그들을 알게 되면서 내 삶이 더 풍성해졌기 때문이며, 무엇보다 그들 덕분에 자폐증과 자가 면역 질환, 백신을 다른 관점에서 생각할 수 있었기 때문입니다. 나는 그 관점이 다른 사람들에게도 요즘 왜 그렇게 많은 아이가 그런 장애를 겪는지를 이해하고, 예방과 치료를 위해 우리가 할 수 있는 일이 무엇인지 알아내는데 유용한 역할을 할 수 있기를 바랍니다. 기존 의학은 지미에게 발달 지체와 함께 특발성 자폐증 진단을 내렸을 것입니다. 하지만 이 진단명은 나에게 어떤 설명도 되지 않습니다. 무엇 때문에 그런 증상이 생겼는지, 앞으로 그런 일을 막으려면 어떻게 해야 하는지에 관해서는 아무런 통찰도 주지 않습니다. 지미가 그로 인해 지금껏 어떤 일을 겪으며 살아왔는지, 혹은 상태를 호전시키거나 조금이라도 긍정적인 방향으로 나가게 하려면 지미와 어떻게 소통해야 하는지에 관해서도 별다른 정보를 주지 않습니다.

그렇다면 이 문제를 새로운 방향에서 접근해 보는 건 어떨까요? 눈에 보이는 현상들이 스스로 말하게 하는 방향으로 접근해 보는 것입니다.

예를 들어 지미와 음악의 특이한 관계를 생각해 봅시다. 음악에는 적어도 세 가지 분명한 구성 요소가 있습니다. 첫째는 연속된 음, 둘째는 음의 리듬, 세 번째는 곡의 음악성입니다. 앞의 두 요소는 수학적으로 설명할 수 있고 악보에 적을 수 있습니다. 다시 말해 어떤 음을 연주할 때 그 음은 주변 다른 음들과 특정한 시간적 관계성을 갖습니다. 하지만 음악성에 관해서는 종이에 쓸 것이 없습니다. 음악을 듣는 사람에게도 분명한 음악적 감각이 있지만, 그것 역시 종이에 쓸 수 없습니다. 이 문제를 이해하는 한 가지 방법으로 나는 음악성이 음과 음 사이, 리듬과 리듬 사이 '공간'에 존재한다고 생각해 보기로 합니다. 지미가 연주하는 것을 보면 그에게는 그 '사이 공간'이 존재하지 않는 것 같다는 느낌을 받습니다. 다른 행동에서도 나는 그가 숫자와 사물로 이루어진 세계와 이상할 정도로 밀접하다는 인상을 받습니다. 나는 이것이 그가 순식간에 컴퓨터처럼 계산할 수 있는 이유라고 생각합니다.

프레드에게서는 공간 인식 장애의 다른 형태를 보았습니다. 자폐증을 가진 사람들은 사회적 상황에서 어떻게 처신해야 할지 몰라 우왕좌왕하는 일이 많습니다. 인간관계에서 공간은 엄청나게 다양한 의미를 갖습니다. 환자들은 보통 진료실에 들어와서 서로에게 편안한 거리인 60~120cm 정도 떨어진 곳에 앉습니다. 그런데 그 순간 내가 의자를 구석으로 멀리 밀고 가버리면 어떻게 될까요? 혹은 환자의 15cm 앞까지 의자를 바짝 끌어당겨 앉는다면 어떨까요? 두 상황에서 등장인물이 같고, 의상과 대화 내용이 똑같다 해도 내가 환자와 얼마나 떨어져 있느냐에 따라 모든 의미와 맥락이 달라집니다. 프레드는 자기 존재가 공간에서 어떤 의미를 갖는지 전혀 의식하지 못했습니다. 자주 타인의 개인적 공간을 침해했고, 이야기를 나누는 상대의 코앞에 얼굴을 들이밀기도 했습니다. 자기 공간에 대한 의식도 없어서

툭하면 물건에 부딪치거나, 뭔가를(어쩌면 자기 자신을) 뒤쫓기라도 하는 양 사방으로 뛰어다녔습니다. 폴도 비슷한 특성이 많았습니다. 자기 신체가 어디서 끝나고 다른 사람이 어디서 시작하는지에 대한 감각이 없고, 끊임없이 몸을 움직였습니다. 손을 반복해서 펄럭이는 동작이 특히 많았는데, 자기 경계가 여기라고 표시하는 임무를 수행 중인 것처럼 보이기도 했습니다.

모든 인간은 각자의 개인적 공간 안에서 살아갑니다. 내 친구이기도 한 제이먼 맥밀란Jaimen McMillan은 저서와 강연에서 이 개인적 공간을 '우리 각자를 감싼, 달걀 모양의 보이지 않는 보호막'이라고 설명합니다. 두 팔을 펴고 손끝을 맞붙여서 심장 앞에 원을 만든다고 상상해 봅시다. 이것이 일반적인 개인 공간의 경계입니다. 전문 무용수들의 사교춤에서 우리는 개인적 공간의 경계에서 상대와 어떻게 만날 때 아름답고 힘찬 움직임이 창조될 수 있는지에 대한 완벽한 예를 볼 수 있습니다. 춤을 추는 두 사람이 지나치게 밀착하면 움직임의 힘과 아름다움이 사라집니다.

권투 선수를 생각해 봅시다. 이들의 주요 전략 중 하나는 상대의 개인 공간 가장자리에서 상대에게 타격을 날릴 수 있는 위치를 잡는 것입니다. 무함마드 알리는 자기보다 훨씬 강한 조지 포먼과 맞붙었을 때, 경기 내내 포먼의 개인적 공간 안에 머물면서 힘을 다 빼게 만들었기 때문에 이길 수 있었습니다. 태극권 고수들의 움직임을 보면 자유자재로 조작하고 함께 춤추듯 움직이는 그들의 개인적 공간이 눈에 보이는 것처럼 선명하게 드러납니다. 가장 건강할 때 우리는 전혀 손상되지 않은 온전한 개인적 공간의 가장자리에서 세상을 만납니다. 우리는 팔을 쭉 펴고 손을 맞잡아서 개인적 공간을 확장하고, 그 강력한 접촉 지점에서 세상을 만날 수도 있습니다.

하지만 건강하지 않을 때 개인적 공간은 피부 경계까지 수축합니다. 그럴 때 우리는 세상에 알몸으로 노출된 것 같은 느낌, 무력감, 작은 자극에도 상처 입을 것 같은 두려움을 느낄 수밖에 없습니다. 세상이 얼굴 바로 앞까지 다가와 있는 것 같은 느낌, 이는 실로 엄청나게 고통스런 경험일 것입니다. 이것이 바로 자폐증을 가진 사람들이 살아가는 세상입니다. 가끔씩 그들은 서로 손을 뻗은 정도의 건강한 거리를 유지하기보다 자기 피부가 끝나는 지점에서 상대와 접촉함으로써 실제 자기가 사는 세상을 우리에게 행동으로 보여 주기도 합니다. 이것이 자폐증의 특징인 사회성 상실의 근본 토대라고 나는 생각합니다. 우리를 감싸고 보호하며 힘을 주는 보호막인 개인 공간이 수축된 상태인 것입니다.

이제는 암세포로 생각을 옮겨가 보겠습니다. 암세포 특유의 비정상성을 묘사하는 방식은 여러 가지가 있지만, DNA와 염색체 수의 관점에서 볼 때 고형암의 특징 중 하나는 세포들이 서로에 대한 적절한 공간 방향성을 상실했다는 것입니다. 장기 내 건강한 세포들은 서로 건강한 거리를 유지합니다. 장기와 조직마다 건강한 거리는 각기 다릅니다. 간세포들 특유의 공간 방향성과 거리가 있고, 심장 세포 역시 그러합니다. 이를 통해 장기고유의 느낌과 질감이 생기고, 기능면에서도 중요한 요소로 작용합니다. 하지만 고형암에서는 이 공간적 관계성이 사라집니다. 세포의 간격이 지나치게 촘촘합니다. 그 결과 조직이 과도하게 조밀하고 빽빽이 차 있게 됩니다. 이것이 우리가 종양이라고 부르는 단단한 덩어리가 됩니다.

이제 세포 생리학 내 물의 역할과 세포 생물학이 중요하게 대두될 차례입니다. 본질적으로 개인적 공간은 세포 수준에서 생성되는 집단 전하의 방출입니다. 6장에서 본 것처럼, 모든 세포는 자기 외부에 달무리 형상의 음전하를 생성합니다. 이로 인해 세포는 본연의 역할을 수행할 수 있는 충전체가 됩니다. 충전된 세포들이 상호 연결된 공동체에서 충전되지 않은 세포가 떨어져 나가면 그것은 '이질적' 세포가 되고, 충전된 세포로 이루어진 공동체를 조율하고 다스리고 그것을 '유기체'로 만드는 보편적 질서에 참여할 수도 없고 더 이상 종속되지도 않습니다. 충전되지 않은 세포는 충전되지 않은 다른 세포와 뭉치다가 결국 기능 장애 조직이 되거나 극단적인 경우에는 종양으로 자랍니다.

6장에서 본 것처럼 기존 과학이 세포 전하 생성을 나트륨-칼륨 펌프의 기능으로 설명하는 반면, 링은 이 펌프가 이토록 중요한 이온을 세포 내부와 외부로 배분하는 과정에서 미미한 역할밖에 하지 않는다는 것을 증명했습니다. 링은 또한 나트륨, 칼륨의 분배 과정에서 외부 에너지 공급이 전혀 필요하지 않으며, 거의 전적으로 결정 겔 바탕질을 형성할 수 있는 물의 능력에 의해 진행된다는 것을 입증했습니다. 결정 겔 바탕질은 독특한 크기를 이용해서 바탕질에서(따라서 세포에서) 나트륨을 배제하고 칼륨에만 선택적으로 결합하여 세포 내부에 칼륨을 농축합니다. 나트륨과 칼륨의 분리에서 세포 주위에 음전하 달무리가 형성되고, 그로 인해 세포는 활발하고 건강한 작업 단위가 될 수 있습니다.

개별 세포가 모여 조직을 형성하고, 조직은 개별 세포의 누적 전하를 유지합니다. 다시 조직이 모여 유기체를 이루고, 유기체는 개별 세포와 조직의 누적 전하를 갖습니다. 이 누적 전하가 우리의 개인적 공간이 됩니다. 달리 말하자면 개인적 공간은 유기체 내부 물의 네 번째 상의 속성의 방출인 것입니다. 이를 아예 '수체water body'라고 부르거나, 루돌프 슈타이너의 말을 빌려 '에테르체etheric body'라고 부를 수도 있습니다. 고대 그리스 철학자들은 수체가 우리의 '생명체life body' 혹은 생명의 근원이며, 살아 있는 것과 죽은 것 또는 생명 없는 물질을 구분하는 기준이라고 했습니다.

백신으로 인해 교란되는 부분이 바로 수체입니다. 이 수체가 자폐증을 비롯한 자가 면역 질환의 병리학적 근원이 자리한 곳이며, 질환마다 교란 상태는 고유한 방식으로 발현됩니다.

수체의 교란은 어떻게 일어나고, 백신과는 무슨 상관이 있을까요? 나는 우리 몸의 물 구조가 세포 내 독소 유입으로 인해 교란된다고 생각합니다. 독소가 세포의 결정 젤 안으로 들어와서 훼손합니다. 나는 이것이 알루미늄, 티메로살(유기 수은 화합물), 포름알데히드를 비롯한 독성 화학 물질과 금속 같은 세포독의 영향이라 생각합니다. 이 물질들은 세포 내 바탕질 속으로 밀고 들어와 세포의 전하 생성 능력을 방해합니다.

세포 내 바탕질이 설계도에 따라 DNA를 펼치고 형성함으로써 DNA의 발현을 결정하기 때문에, 백신이 도입되면서 우리는 DNA를 단백질로 전사하고 번역하는 과정에서 오류와 교란이 생겨나는 것을 목격하게 된 것입니다. 기존 과학은 이것이 돌연변이로 인한 결과이고 돌연변이가 자폐의 '원인'이라고 설명하지만, 그들은 DNA 돌연변이를 과도하게 강조하면서 실제로 DNA

기능을 제어하는 세포 내 물 바탕질에는 제대로 주의를 기울이지 않습니다. 세포가 충분한 전하를 생성하지 못하게 된 상태 위에 DNA가 단백질로 번역되는 과정에서 생기는 오류가 더해진 결과, 우리 수체는 병리적 상태에 빠지게 됩니다.

백신이 세포 내 겔 바탕질을 교란하는 또 다른 방법은 만성 염증입니다. 만성 염증 상태에 놓인 세포나 조직은 뜨거워집니다. 그러면 먼저 세포 내 바탕질이 '용해'됩니다. 염증 상태가 한동안 지속되면서 과열된 세포는 경화, 즉 굳어지는 경향을 보이기 시작합니다. 이것이 세포 내 바탕질이 훼손되는 또 다른 이유입니다. 먼저 세포 내 겔이 용해됩니다. 다음엔 딱딱해집니다. 두 과정 모두 세포 내 바탕질이 면역 반응을 제대로 발휘할 수 없는 상태로 만듭니다.

세포와 조직이 감염되거나 독소에 노출되었을 때 우리 몸은 체온을 올리고 염증을 일으키고 겔을 용해시키는 방식으로 반응합니다. 그런 다음 용해된 외부 침입자를 흐르기 쉬운 액체 상태의 물을 통해 배출합니다. 그러면 이제 더 건강한 겔 결정을 만들 수 있습니다. 이것이 우리가 급성 질환을 앓을 때 점액, 배변, 배뇨, 땀이 많아지는 이유입니다. 그리고 이것이 히포크라테스가 "나에게 열을 주면 모든 병을 고칠 수 있다"고 말한 지혜의 뿌리입니다. 열은 해독 작용을 수행합니다.

불행히도 자가 면역 질환에서는 이 액화에 기반한 해독 시스템이 결코 종결 상태에 이르지 못합니다. 독성 노출이 너무 커서 흡수된 항원의 공격이 멈추지 않고 계속 되거나, 세포 붕괴의 악순환이 끊임없이 새로운 항체의 생산을 자극하기 때문에 그 과정은 끝나지 않고 계속되는 것입니다. 많은 경우 이는 결국 조직이 파괴될 때까지 이어집니다.

자폐증은 이 자가 면역 과정이 뇌 자체에 영향을 미치는 특별한 경우입니다. 정상적으로 건강하게 발달하던 아이가 MMR 백신을 접종하고 얼마 후 걷잡을 수 없이 고함을 질러 대기 시작했다면, 그 아이는 뇌에 염증이 생긴 상태, 즉 뇌염을 앓고 있는 것입니다. 알루미늄이나 티메로살처럼 신경 독소로 알려진 물질이나 혈액-뇌 장벽을 포함한 경계막을 통한 독소의 흡수를 촉진하는 폴리소르베이트 80 같은 계면 활성제에 노출되면, 아이는 뇌 안에서 독성 노출을 겪게 되고, 신체는 용해라는 염증 과정을 통해 독소 제거를 시도합니다. 항생제 사용이나 잘못된 식습관, 독소 노출 같은 이유로 건강한 장내 미생물 군집이 형성되지 못한 상태일 때도, 아이는 독소 제거를 위해 신체가 유일하게 지닌 수단인 염증 상태를 일으키려고 애쓰게 됩니다.

하지만 문제는 백신만이 아닙니다. 자크 부쉬Zach Bush 박사가 입증한 것처럼 '라운드업'이라는 상표명으로 유명한 글리포세이트(제초제) 역시 중요한 부분을 차지합니다. 부쉬 박사는 글리포세이트가 조눌린 생산을 자극해 장벽腸壁과 혈액-뇌 장벽에 틈을 만든다는 사실을 발견했습니다. 과도하게 생산된 조눌린은 평소에는 장내 방어벽을 통과하지 못했을 독소와 항원이 혈액에 들어오는 상황을 만듭니다. 일단 혈액으로 들어온 과도한 조눌린은 독소가 혈액-뇌 장벽을 통과할 수 있는 길을 열어 주고, 독소는 뇌로 유입됩니다. 그리고 신체는 이에 대해 액화, 염증 과정으로 반응합니다.

불행히도 글리포세이트가 거의 모든 들판에 존재하고, 가축들은 그 들판에서 풀을 뜯으며 자랍니다. 그 동물에서 얻은 젤라틴으로 백신 제조에 쓰이는 바이러스를 배양하기 때문에, 글리포세이트는 백신과 우리 아이들이 먹는 음식 대부분에 일상적으로 존재하는 요소가 되었습니다. 음식에 들어 있는 글리포세이트는 장벽에 독소가 침입할 수 있는 틈을 만듭니다. 백신에 있는 글리포세이트는 혈액-뇌 장벽을 열어 뇌를 독소에 노출시킵니다.

나는 20세기 초 부모들이 아동기 질병으로 자녀를 잃을까 걱정했던 건 합당한 두려움이었다고 생각합니다. 특히 디프테리아가 창궐했을 때 수많은 어린이가 목숨을 잃었습니다. 의학이 발전하고 과학자들이 디프테리아 독소를 찾아냈을 때, 또 다시 그런 일이 생기지 않도록 예방 주사를 놓자는 주장은 그 맥락에서 나올 수 있는 타당한 행위이자 의학이 찾아낸 돌파구였습니다. 그보다 먼저, 애초에 물어야 했던 질문은 '아이의 면역 체계를 방해하거나 다른 식으로 아이의 건강을 해치지 않는, 그러면서도 디프테리아 독소에 저항하는 그런 백신을 개발할 수 있을까?'여야 합니다. 백신 이면에 숨은 과학을 여러 해 동안 연구한 결과, 내가 이해한 바에 따르면 정말 안전하고 효과적인 백신은 아직 개발되지 않았습니다.

기존 백신의 문제 중에는 결코 해결할 수 없는 것들도 있습니다. 아이에게 유효한 면역 반응을 촉발하기 위해 면역 체계 균형을 훼손하는 독성 보조제가 자주 사용되는 것은 정말 심각한 문제입니다. 살아 있는 바이러스로 만들기 때문에 보조제가 필요하지 않은 백신들 역시 과도한, 그리고 손상된 면역 반응을 일으킬 위험을 수반합니다. 이를 포함해서 백신에는 해결할 수 없는 많은 문제가 있습니다. 하지만 적어도 그 위험과 상황을 사람들에게 정확히 알려 주어야 합니다. 이런 위험을, 또한 우리 일상에 만연한 글리포세이트 같은 물질의 위험을 무시한 결과, 우리는 아직 아동기 질병을 완전히 퇴치하지 못했을 뿐 아니라 그에 대한 두려움 역시 조금도 줄이지 못했습니다. 나는 오히려 정반대 결과를 초래했다고 생각합니다. 디프테리아와 백일해가 흔하던 시대에 비해 특정 질병의 양상이 바뀐 것은 사실이지만, 아동기 질병 전체를 놓고 보면 오히려 지금이 더 만연한 상태라고 할 수 있습니다. 현대 부모들은 아이들의 음식 알레르기나 습진, 천식, 주의력 결핍/과잉 행동 장애ADD/ADHD, 학습장애, 자폐증, 백혈병 같은 문제로 걱정합니다. 지역 사회, 병원과 학교에는 아프고 병든 아이들이 차고 넘칩니다. 대부분 백 년 전에는 들어 본 적도 없는 질병을 앓고 있습니다.

다음 장에서는 현대 미국 아이들 대부분이 예방 접종을 하게 되는 세 가지 주요 질병과 그로 인한 백신 프로그램, 그리고 그 프로그램의 결함에 대해 살펴볼 것입니다.

자가 면역의 기원

현명한 부모는 자녀가 어떤 갈등이나 시련도 겪지 않도록 세상을 미리 조율해 주는 것이 자기 역할이 아님을 압니다. 우리가 할 일은 아이가 성장의 밑거름이 될 경험을 겪어 내는 동안 그들 곁에 있어 주는 것, 아이가 애쓰고 있음을 알아주는 것, 필요할 때 손 잡아 주는 것입니다.

백신에 대한 잘못된 믿음

수두 백신:
의도한(의도하지 않은) 결과

그리 멀지 않은 과거에는 거의 모든 사람이 어린 시절에 수두를 앓았습니다. 아직 수두 자국 한두 개가 몸 어딘가에 남아 있거나, 지독하게 가렵고 불편했던 발진으로 고생했던 어린 시절의 한 순간을 향수어린 기억으로 갖고 있는 사람도 많습니다. 가족과 휴가 여행을 갔다가 수두에 걸렸던 일, 형제자매가 한꺼번에 (동네 아이들까지 몽땅!) 걸리는 바람에 난리가 났던 기억 같은 것들이죠. 부모는 오트밀 목욕, 칼라민 로션, 젖은 수건, 그리고 정성과 관심으로 아픈 아이들을 보살폈습니다. 본인이나 자녀가 앓아 누운 것 자체를 원하거나 좋아하는 사람은 아무도 없었지만, 특별한 경우를 제외하고는 모든 사람이 말끔하게 회복하고 평생 지속될 면역을 얻었습니다. 그리고 극진히 간호 받던 (혹은 아픈 자녀를 돌보던) 순간이나, 급성 질환으로 끙끙 앓을 때 돌보고 돌봄 받는 과정에서 생겨난 특별한 유대감을 따뜻한 기억

백신에 대한 잘못된 믿음

으로 간직하고 있는 사람들도 적지 않습니다.

뉴햄프셔주 시골에서 진료하던 첫 10년 동안은 내 병원에 다니던 모든 환자가 어린 시절 어느 시점에 수두를 앓았습니다. 우리, 즉 나와 아이의 부모들, 공동체 구성원들은 그것을 대수롭지 않게 생각했습니다. 환자 수백 명이 수두에 걸렸지만 대부분은 진료를 받으러 오지도 않았습니다. 진짜 문제가 생긴 것이 아니기 때문입니다. 수두로 인한 부작용이나 합병증을 겪은 경우는, 내가 기억하는 한 한 건도 없습니다. 누군가 조언을 청했다면 아마 비타민A 보충을 위해 대구 간유 한 숟가락, 비타민C 약간, 덩굴옻나무로 만든 동종약 루스 톡시코덴드론을 추천했을 것이고, 그 외에는 전혀 관여하지 않을 것입니다.

그랬기 때문에 나는 1995년 수두 백신이 도입된다는 소식에 큰 충격을 받았습니다. 전혀 심각하지 않은 질병을 막겠다고 평생 면역을 제공하지도 못하는 백신을 맞게 하는 이유를 도저히 이해할 수가 없었기 때문입니다.**34**

바리셀라Valicella로도 부르는 수두는 헤르페스과에 속하는 바리셀라 조스터 바이러스VZV에 감염되어 발생합니다. 수두는 전염성이 매우 강합니다. 대부분의 아이가 수두 바이러스와 처음 접촉하면 바로 병에 걸립니다. 짧은 잠복기가 지나면 대부분 미열, 충혈, 콧물, 가렵고 물집이 있는 발진 증상이 나타나기 시작합니다. 위 증상들은 보통 일주일가량 지속되다가 깨끗이 낫고 평생 수두 면역이 생깁니다. 성인이 되어 수두를 앓으면 상황이 좀 더 심각하지만 그런 경우는 흔치 않습니다.

수두 백신이 도입되기 전에는 매년 약 4백만 명의 미국인이 수두를 앓았습니다. 그중에서 감염이나 탈수 같은 합병증으로 입원하는 사람은 소수에 불과했고, 사망하는 경우는 100명에서 150명 남짓, 그것도 절반은 성인이었습니다.[35] 물론 극히 드물다는 이유로 그로 인한 슬픔을 가볍게 여길 생각은 추호도 없지만, 사망률이 매우 낮은 수준임을 이해하는 것은 중요합니다. 대다수 사람들에게 수두는 전적으로 양성 질환입니다. 1990년대 초만 해도 이 사실을 모두가 알고 있었습니다. 그래서 수두를 보는 눈이 (어쩌면 수두로 돈을 버는 방식이) 이렇게 달라진 것이 나로서는 어안이 벙벙할 뿐입니다.

그리고 사실 급성 아동기 질환에 걸렸다가 병을 이긴 경험이 성인기에 걸릴 수 있는 수많은 질병에 예방 효과가 있다는 증거가 많이 있습니다. 2007년, 동료 심사를 받는 의학 저널 「죽상 경화증Atherosclerosis」에 실린 논문의 결론은 다음과 같습니다. '아동기 전염병은 관상 동맥 질환을 막아 주는 효과가 있다. 급성 관상 동맥 질환에 걸릴 위험은 어린 시절 전염병을 앓은 횟수가 많을수록 눈에 띄게 감소했다.'[36] 얼마 전 베일러 의대 연구진은 대규모 연구를 실시한 뒤, 어려서 수두를 앓은 사람들에게는 신경종(치명적인 뇌종양) 발병 위험이 21% 감소했다고 「암 의학 Cancer Medicine」 저널에 보고했습니다.[37] 현재까지 가장 큰 규모에 속하는 이 연구는 5개국에서 수집한 4,533건과 4,171건의 대조군을 조사했습니다. 맥네어 스콜라 수석 연구원이자 베일러 의대 암 예방 및 인구 과학 부국장인 멜리사 본디Melissa Bondy 박사는 '수두를 앓은 것이 어느 정도 예방 효과가 있다는 징후가 더 많이 포착된다. 그 관련성이 우연의 일치로 보이지는 않는다.'고 보고했습니다.

백신에 대한 잘못된 믿음

1995년 백신 도입 당시 의학 문헌을 뒤져 보았지만, 내가 찾아낸 것 중에서 백신 도입을 정당화할 수 있는 최고의 설명은 부모가 자녀를 간호하느라 직장을 쉬는 날이 줄어들 것이라는 정도에 불과했습니다. 아픈 아이 때문에 결근할 일이 줄면 생계와 육아를 모두 책임진 부모의 어깨가 잠깐은 가벼워질 수도 있겠지만, 아이가 질병을 이겨 내려 애쓰는 과정을 지켜보고 격려하고 함께할 수 있는, 아이는 부모에 대한 신뢰를 쌓고 부모는 아이를 이해하며 그들에게 필요한 것을 알아보는 안목을 키울 수 있는 기회도 함께 날아갑니다. 아이가 아주 어릴 때부터 과도한 예방 접종, 병에 대한 지나친 호들갑, 과잉 치료로 항상 선제 조치를 취하는 것은, 우리가 가장 사랑하며 가장 잘 알고 싶은 대상을 깊이 이해할 기회를 스스로 박탈하는 결과를 초래합니다. 아이가 병마와 싸울 때 따뜻하게 보살펴 주었다면, 회복한 뒤에 부모를 자기가 가장 필요할 때 곁을 지켜준 사람으로 기억할 것입니다. 그리고 부모는 이 경험을 바탕으로 아이가 성장 과정에서 정서나 품행 차원에서 '홍역'을 앓거나 또 다른 병마와 '싸움'을 벌일 때, 함께 견뎌 줄 수 있는 힘을 얻습니다. 현명한 부모는 자녀가 어떤 갈등이나 시련도 겪지 않도록 세상을 미리 조율해 주는 것이 자기 역할이 아님을 압니다. 우리가 할 일은 아이가 성장의 밑거름이 될 경험을 겪어 내는 동안 그들 곁에 있어 주는 것, 아이가 애쓰고 있음을 알아주는 것, 필요할 때 손 잡아 주는 것입니다.

수두에서 진짜 골치 아픈 문제는 나중에 나타납니다. 수두 자체는 거의 모든 사람이 특별한 합병증 없이 금방 회복하지만,

바이러스가 신경근에 잠복했다가 나중에 대상 포진이라고 부르는 헤르페스 조스터로 다시 나타날 수 있습니다. 전통적으로 나이가 많거나 면역력이 약해진 환자에게 발병하며, 단일 신경근을 따라 물집성 발진이 생깁니다. 피부발진 자체는 불편한 정도에 불과하지만, 신경근을 따라 발생하는 내부 자극은 환자들이 흔히 극심한 통증이라고 표현할 정도로 강력합니다. 이 증상이 몇 달, 심지어 몇 년 동안 지속될 수 있습니다. 대상 포진은 매우 운 나쁜 질환으로 기력을 소진하게 만들며 가끔은 만성화되기도 하는 수두 합병증으로, 치료가 매우 어려운 질환에 속합니다. 대상 포진의 가장 흔한 증상은 만성 통증이지만, 미국 질병통제 예방 센터 집계에 따르면 대상 포진으로 인한 사망자가 연간 약 96명에 달하는데, 이는 백신 도입 전 수두 사망률과 비슷한 수준입니다.[38]

다행히 건강한 성인에게 대상 포진이 발병하는 경우는 흔치 않습니다. 적어도 1990년대 중반 수두 백신이 도입되면서 상황이 달라지기 전까지는 그랬습니다. 2000년대 초반부터는 수두 백신의 여파가 분명하게 드러나기 시작했습니다. 수두 발생건수는 급격히 감소한 반면, 대상 포진 발생 건수는 급격히 증가한 것입니다. 2005년 매사추세츠 지역에서 진행한 수두와 대상 포진 발병 연구는 '어린이 수두 백신 접종률이 증가함에 따라 수두 발병률은 감소하고 대상 포진 발생은 증가했다'[39]고 결론을 내렸습니다. 2002년 「백신Vaccine」 지에 실린 한 연구에 따르면 '대규모 수두 백신 접종은 대상 포진의 대규모 유행을 야기하며, 백신 도입 시점에 10~44세 연령에 속했던 사람의 50% 이상에게 영향을 미칠 것으로 예측'[40]됩니다. 또 다른 연구에서도

1999년에서 2003년 사이에 19~35개월 아이들에 대한 수두 백신 접종률이 66%에서 89%로 증가했고, 노인을 포함한 전 연령 집단에서 대상 포진 환자가 90% 증가했으며, 25~44세 집단에서는 대상 포진 사례가 무려 161%나 증가[41]했다고 보고했습니다.

2005년 「백신Vaccine」지에 수록된 연구의 결론은 다음과 같습니다. '수두 백신 접종이 보편화된 이래, 외인성 면역 증강[42] 효과가 백신으로 인해 감소하는 현상이 일어났다. 우리는 수두 백신 접종이 보편화 된 영향으로 향후 50년간 50세 미만 성인 집단에 대상 포진 발병이 1460만 건이 추가되는 한편, 연간 41억 달러에서 8천만 달러 상당의 비용 부담이 발생할 것으로 추산한다.'[43] 1995년 수두 백신 도입 전 대상 포진 발병률이 낮았던 이유를 다른 말로 설명하면, 수두에 걸렸다가 회복한 사람의 신경근에 바이러스가 잠복해 있다가 대상 포진을 유발할 가능성이 있는 것은 사실이지만, 동시에 그들은 잠복한 바이러스로 인해 주기적으로 수두 바이러스에 노출되면서 면역이 '증강'된 덕에 대상 포진을 예방할 수 있었기 때문입니다.[44] 수두로 인한 급성 질환을 앓고 있는 아이를 돌본 경험이 있나요? 그 아이는 또한 엄마 아빠를 대상 포진으로부터 보호하고 있었던 것입니다.

수두 백신의 가장 유감스러운 결과 중 하나는 대상 포진이 과거보다 훨씬 낮은 연령대인 40~50대 사람들에게서 나타나기 시작했다는 점입니다. 수두 백신 이전에 이 연령대 인구는 대상 포진에 거의 완전한 면역성을 가지고 있었습니다. 일부에서는 대상 포진은 수두를 앓은 경험이 있을 때만 발병하기 때문에, 자신은 수두 백신을 안 맞고 자녀는 맞았기 때문에 외인성 면역 증강 효과로 보호받지 못하는 연령대 사람들이 대상 포진에 걸리는 것이라고 주장합니다. 그들은 그렇기 때문에 한 사람도 남김없이 수두 백신 접종을 받아야 한다고 주장합니다. 그래야 어릴 때 수두를 앓았던 백신 미접종자(아직 바이러스가 잠복한 상태)가 백신을 맞지 않은 자녀로 인한 외인성 증강 효과를 얻지 못해서 생기는 방역 구멍이 사라지면서 대상 포진 역시 자취를 감추게 될 것이라는 논리입니다.

문제는 전 국민 백신 접종을 해도 수두 바이러스 자체는 결코 근절되지 않으며, 백신은 병을 앓으면서 획득한 자연 면역만큼 방어력이 높거나 오래 지속되지 않는다는 점입니다. 게다가 백신 접종자가 늘어남에 따라 백신 효과는 시간이 지나면서 계속 떨어지고 있습니다. 수두 백신을 맞았어도 대상 포진을 앓을 수 있다는 것입니다. 사실 **수두 백신 때문에** 대상 포진이 생기는 경우도 있습니다. 2011년 「소아 감염병Pediatric Infectious Disease」 저널에 수록된 한 연구는 '어린이 수두 백신 접종은 수두 발생은 감소 시켰지만, **백신형 바이러스로 인한 대상 포진 발병을 야기했다.**'[45]고 밝혔습니다. 계속해서 논문 저자들은 '**예방 접종을 받은 일부 아동들에게 백신에 들어 있는 바이러스로 인한 대상 포진이 발생하고 있음**을 과학자들은 실험을 통해 확인했다.'[46]라고 말합니다.

2013년 미국의 보편적 수두 예방 접종 프로그램 총람에서 연구원들은 "정기적 수두 예방 접종은 약속대로 어린이 수두 발병을 근절하기보다, 엄청난 비용 발생과 함께 치료와 질병이 꼬리를 물고 계속 순환하는 상태를 초래했다."[47]고 결론 지었습니다.

그러자 '바리박스Varivax' 수두 백신 제조 회사인 머크Merck사는 주주들 눈치를 봐야 하는 대규모 제약 회사가 할 법한 일을 했습니다. 대상 포진 백신인 '조스타박스Zostavax'를 출시한 것입니다. 2006년부터 머크사가 유통한 조스타박스는 3천 6백만 회분이 넘습니다.₄₈ 이 역시 수두 백신처럼 평생 면역을 보장하지 않습니다. 제품 설명서에는 "조스타박스 백신 접종 뒤 4년 경과한 이후 효과 보장 기간은 알려져 있지 않습니다."라고 적혀 있습니다.₄₉

이런 식의 전개가 주주들에게는 호재였지만(머크사는 2016년에만 '조스타박스' 판매로 7억 4,900만 달러의 매출을 올렸습니다)₅₀ 그들의 말을 철석같이 믿은 대중에게는 다른 이야기였습니다. 새로 도입된 대상 포진 백신에 대한 연구 결과가 발표되면서, 백신으로 인한 자가 면역 질환의 익숙한 패턴이 모습을 드러냈습니다. 2013년 「뉴잉글랜드 의학 저널New England Journal of Medicine」에 실린 한 연구는 '60세 이상 사람들에게 대상 포진 백신과 관련한 심각한 부작용 발생률이 (대조군에 비해) 36% 증가'했음을 밝혀냈고, '노인들에게 대상 포진 백신의 효능과 안전성이 의심된다.'₅₁고 결론 지었습니다. 2년 후 발표된 한 연구 결과에 따르면 '노출되지 않은 사람들에 비해 대상 포진 백신 접종 환자는 관절염과 탈모증에 걸릴 확률이 각각 2.2배와 2.7배 높다'₅₂고 합니다.

최근에는 '조스타박스' 접종 환자들이 머크사를 상대로 다양한 소송을 제기하고 있습니다. '조스타박스'가 상해와 사망을 일으킨다고 주장한 2017년 소송에서 원고 측 대리인 마크 베른Mark Bern은 자기 로펌에 필라델피아에서 소송 준비 중인 '수천 건의 사례'가 접수되었으며, 상해 종류는 '백신 접종으로 인한 대상 포진 발병부터 한쪽 눈 실명, 심각한 사지 마비, 뇌 손상,

사망까지 전 영역'[53]에 걸쳐 있다고 했습니다. 같은 해 전국에서 모인 고소인들도 머크사를 상대로 소송을 제기하면서, '조스타박스'가 대상 포진을 예방하기는커녕 오히려 걸리게 만들었다고 주장[54]했습니다. 거대 제약 회사가 휘청하는 사이에 시장을 차지하려고 넘보는 다른 회사도 있습니다. 2017년 보고서는 글락소스미스클라인사GlaxoSmithKline社가 만든 대상 포진 백신 '벡세로Bexsero' 매출이 2022년까지 11억 7천만 달러로 두 배 이상 증가할 것으로 예측[55]했습니다.

미국 질병 통제 예방 센터(혹은 미국 소아과 학회)가 권장 일정(학교나 유치원에 입학하려면 필수적으로 따르거나 공식적으로 면제 받아야하는 일정)에 새로운 백신을 계속 추가하는 것이 여러분과 여러분의 자녀를 위하는 일이라고 생각한다면, 7년 동안 미국 질병 통제 예방 센터 국장을 지낸 줄리 게르베르딩Julie Gerberding이 2009년 오바마 대통령이 취임했을 때 머크사의 백신 사업부 본부장이라는 연봉 높은 직책으로 슬그머니 자리를 옮겼다는 소식[56]을 듣지 못했거나, 2016년에 미국 질병 통제 예방 센터 소속 선임 연구원 십수 명이 센터가 '외부 단체 및 특정 이해관계'에 지나치게 좌우된다며 윤리원칙 위반을 공식적으로 제기했음[57]을 모르는 것일 수도 있습니다. 또 의회 개혁위원회는 미국 질병 통제 예방 센터의 수장이 머크사 주식을 600주 이상 보유한 것을 포함, 미국 질병 통제 예방 센터와 백신 제조업체간 이해충돌이 만연한 상태라고 보고한 것 역시 모를 수 있습니다.[58]

많은 사람이 300억 달러 규모의 백신 산업과 이처럼 긴밀하게 얽혀 있을 뿐 아니라, 자체적으로 수십 개의 백신 특허권을 보유하고, 백신에 관한 '과학적' 정보를 대형 제약 회사의 재정 지원을 받는 주류 언론 매체를 통해 전달하는 주요 창구 역할을 맡은 조직이 어린이들을 위한 백신 접종 일정 수립과 백신 안전성 감독 업무에서 권력을 휘두르게 해서는 안 된다고 주장합니다.

이 모든 사실을 고려할 때 이런 질문이 남습니다. '수두 백신을 개발하고, 도입을 위해 공격적 로비를 펼쳤던 사람들은 대규모 수두 백신 접종이 대상 포진 유행을 초래할 것을 알았을까?' 만약 알고 있었다면, 그리고 그로 인해 대상 포진 백신 시장이 열릴 것을 기대했다면, 이는 상상조차 싫은 일입니다. 하지만 대상 포진 발병을 아무도 예측하지 못했거나 심각하게 여기지 않았던 것이라면 상황은 더 나쁩니다. 왜냐하면, 우리가 신뢰해야하는 전문가와 기관이 백신이 가진 위험이나 궁극적으로 미칠 파장을 이해하지 못했다는 뜻이거나, 위험과 파장을 축소해서 미심쩍은 백신 프로그램을 강행했다는 뜻이기 때문입니다.

소아마비 백신:
원인 인식 오류

백신 때문에 만성 질환이 폭발적으로 증가했으며, 특히 아이들의 만성 자가 면역 질환이 급증하는 결과를 초래했다는 주장에는 필연적으로 백신이 전염병 확산으로 인한 사망, 장애, 불행, 공포를 줄이는데 얼마나 많은 기여를 했는지 아느냐는 질문이 쏟아지게 마련입니다. 현대사에서 20세기 초중반 수십 년 동안, 소아마비만큼 나라 전체를 뒤흔든 질병은 없었습니다. 불구가 된 아이들, 철제 호흡 보조 장치에 갇혀 꼼짝 못하고 누워 있는 어른들, 그리고 휠체어에 의지한 채 나라를 전쟁으로 이끌었던 루스벨트Franklin Delano Roosevelt 대통령 같은 끔찍한 이미지들이 그 시대를 살았던 사람들의 기억에, 그리고 오늘날까지도 대중의 뇌리에 각인되어 있습니다. 그 공포가 얼마나 컸는지 1953년 조너스 소크Jonas Salk가 백신의 이중 맹검**59** 임상 실험 계획을 발표했을 때 180만 아이들의 부모가 달려와 미국 역사상 최대 규

백신에 대한 잘못된 믿음

모의 의학 실험 대상 명단에 아이 이름을 써넣었습니다. 1년 뒤 백신이 안전하며 80~90% 효과가 있다는 결과가 발표되었을 때 사람들은 깊은 안도의 한숨을 내쉬었습니다. 이는 백신의 힘이 인간의 고통을 끝내 줄 것을 믿는 방향으로 돌아서게 만든 거대한 전환점이 되었습니다.

정말 놀라운 소식이 아닐 수 없습니다. 전 세계에 걸쳐 대규모 전염병 퇴치 정책의 포문을 연 현대 과학의 승전보이자, 백신 개발로 병원성 질병과 정면으로 맞붙는 완전히 새로운 시대를 도래하게 한 현대 의학의 기적이었습니다. 그런데 이것이 오류였다면 어떻게 될까요?

의학적 통념에 따르면 급성 회백수염(소아마비)은 소아마비 바이러스로 인한 전염성 높은 질병입니다. 소아마비 바이러스는 장 바이러스입니다. 처음 감염이 일어나는 곳이 장 혹은 장내 기관이라는 의미입니다. 소아마비 바이러스에 감염된 사람들 대다수는 아무 증상이 없습니다. 4명 중 1명은 며칠 앓고 지나가는 독감 정도의 증상을 보입니다.[60] 그리고 소아마비 바이러스에 감염된 사람들 가운데 소수는 바이러스가 혈류에 접근하여 운동 뉴런이 통과하는 척수의 전각 세포를 감염시키면서 마비성 급성 회백수염에 걸립니다. 심한 경우에는 그로 인해 횡격막 마비를 포함한 운동 기능 장애가 일어나고, 호흡 부전과 사망까지 이어질 수 있습니다. 그 때문에 철제 호흡 보조 장치가 개발된 것입니다.

1955년 초 백신이 도입되기 전 이 전염병에 대한 공중 보건 당국의 주된 대응은 사람들에게 수영장, 연못, 호수, 분수 그리고 오염 가능성이 있는 음식을 피하라고 충고하는 것이었습니다. 위장관을 통해 신체에 접근하는 다른 장내 바이러스와 마찬가지로, 소아마비 바이러스도 물이나 음식물에 의해 전파되기 때문입니다. 다시 말해, 감염된 사람의 분변에 존재하는 소아마비 바이러스가 음식이나 음료를 오염시키고 그것을 다른 사람이 섭취하는 방식(분변-구강 경로)으로 전염되는 것입니다. 음식이나 음료에 묻은 바이러스가 구강-구강 경로(예를 들어, 침을 통해) 전파될 수도 있지만 빈도는 낮습니다.

이것이 20세기에 미국에서 소아마비가 유행하게 된 역학적 현상에 대한 통설입니다. 일부 측면에서는 맞는 설명이기 때문에 상황을 더 위험하게 만드는 요인이 됩니다. 사실 이 설명이 너무 확고하게 자리 잡은 나머지 사람들은 여간해서는 의문을 제기할 생각조차 하지 않습니다. 하지만 우리가 소아마비 전염병의 진짜 범인을 알아내고, 다시는 이런 일이 생기지 않도록 조치를 취하기 위해서는 반드시 의문을 갖고 들여다보아야 합니다. 소아마비 바이러스는 장 바이러스이고, 백신은 정말로 그에 대한 항체를 만들어 냅니다. 그러나 이 설명의 다른 측면은 대단히 미흡하거나, 완전히 잘못되었습니다. 백신은 전염병을 종결시키지 못했고, 바이러스는 그 병의 원인이 아닙니다.

나는 어떻게 이런 결론, 즉 우리가 소아마비에 대해 알고 있다고 생각하는 모든 것과 완전히 상반되는 급진적인 결론에 이르게 되었을까요? 우선 소아마비에 관한 이야기의 많은 부분이 앞뒤가 맞지 않습니다. 우리가 아는 소아마비에 대한 설명은 아래 도표를 포함한 수많은 중요한 질문에 대답하지 못합니다.

왜 1916년과 1918년 사이에 미국에서 마비성 회백수염이 그토록 갑작스럽고 극적인 형태로 퍼졌을까요? 왜 1900년 이전에는 의학 문헌에 기록되거나 서술된 마비성 회백수염 사례가 거의 없을까요? 그전에는 그 바이러스가 존재하지 않았던 걸까요? 아니면 그 바이러스에 일종의 돌연변이가 일어나서 원래는 보편적이고 무해한 바이러스 감염원이었던 것이 치명적인 마비성 회백수염을 일으키는 원인으로 1916년에서야 변한 걸까요? 만약 그렇다면 어떻게, 그리고 왜 그런 일이 일어났을까요?

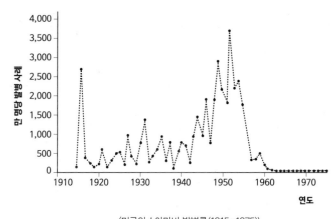

〈미국의 소아마비 발병률(1915~1975)〉

출처: '소아마비의 시대 시리즈: 폭발'에서 마크 블랙실Mark Blaxil의 도표
댄 옴스테드Dan Olmsted, 〈자폐의 시대〉, 2016

위 도표를 보면 그로부터 몇 년 안에 소아마비 발병률이 감소했음을 알 수 있습니다. 여기에도 뚜렷한 이유가 없습니다.

만약 1916년의 발병이 어느 날 갑자기 출현한 무해한 바이러스가 심각한 병원체로 변이한 결과라면, 감염 사례가 폭발적으로 증가했을 것입니다. 과거에 그 바이러스에 노출된 적 없는 사람들이 계속해서 감염되었을 것이기 때문입니다. 하지만 상황은 전혀 다르게 진행되었습니다. 발병률 진폭에 변화는 있었지만 새로운 병원성 바이러스를 처음 접할 때 일어날 법한 수백만 건의 발병 같은 건 전혀 없었습니다.

수십 년간 오르락내리락하다가 1940년대 후반에 또 한 차례 폭발적으로 증가한 소아마비 환자는 1950년대에도 계속 이어지다가 1952년 6만 명으로 정점을 찍습니다. 1955년 백신 도입은 그 무렵 시작된 급격한 환자 감소세와 완벽하게 맞아떨어지는 것처럼 보입니다. 감소세는 1979년까지 계속되다가 마침내 미국 내 소아마비가 근절되었음을 선포하기에 이릅니다. 하지만 왜 소아마비가 마른하늘의 날벼락처럼 느닷없이 발생했는지에 관한 설명은 아직 아무도 듣지 못했습니다. 그리고 발병 건수가 순식간에 떨어진 유일한 이유를 백신 도입으로만 설명할 수는 없습니다. 물론 소아마비 사례의 기이한 분포도 설명하지 못합니다.

1916년부터 1920년 사이 마비성 회백수염 발생 분포도를 보면 바이러스성 질병이라기에는 이상한 유형이 나타납니다. 왜 초기에 마비성 회백수염 발병 사례가 코니 섬 주변 지역에 몰리면서 몇 년 동안 인근 해변에 사람들이 얼씬도 하지 않는 상황이 벌어지게 되었을까요? 얼마 지나지 않아 소아마비는 동부 연안의 다른 도시에 상륙하지만, 보스톤, 필라델피아, 볼티모어 같은 대도시에 집중될 뿐, 내륙 마을이나 시골 지역에서는 거의 찾아볼 수 없었습니다. 발생 사례를 정리하면 주로 대도시에서 그리고 항상 바다와 인접한 마을에서 발생했고, 희생자 대부분은 동네 사탕 가게와 어떤 식으로든 관계가 있었습니다.[61]

백신에 대한 잘못된 믿음

그 후 몇 번의 여름이 지나는 동안, 이와 같은 분포가 나타난 이유를 놓고 많은 공개 토론이 있었습니다. 그 당시 미국은 제약에 기초한 의료가 아직 걸음마 단계였고, 의료 종사자 대부분이 환자와 공동체 건강에 있어 식이 요법, 신선한 공기, 운동과 건강한 생활 환경이 차지하는 역할을 조금이라도 고려하던 시절이었습니다. 이 특이한 질병 발생 유형을 보면서 사람들은 대도시의 불결한 쓰레기 처리와 아이들이 대도시 축사에서 산업 쓰레기를 먹고 자란 병든 소의 '쓰레기 우유'를 마실 수밖에 없는 상황 때문이라는 추측이 난무했습니다. 형편없는 도시 위생 상태와 산업 쓰레기가 소아마비 확산에 기여했을 가능성은 높지만, 원인은 아닙니다. 이미 수십 년 동안 미국 도시는 질병과 절망의 온상이었지만 소아마비는 없었습니다. 지금까지 없던 새로운 사건이 1916년경에 일어나고 있었습니다.

지금까지 나온 어떤 설명도 상황과 들어맞지 않습니다. 너무 이론적이고 무작위적입니다. 갑작스러운 상승과 기이한 발생 분포, 그리고 갑작스러운 하락에 대한 더 설득력 있는 설명이 있습니다. 이를 이해하려면 먼저 1916년 즈음에 일어난 다른 전대미문의 사건들을 살펴볼 필요가 있습니다.

탐사 전문 기자 댄 옴스테드는 국제 합동 통신UPI 선임 편집자와 일간 신문 〈USA 투데이〉 국내 부편집장을 역임하였으며, 미군과 관련자들이 사용한 항말라리아제 메플로퀸이 정신 건강에 치명적 영향을 끼칠 수 있다는 기사를 쓴 기자 두 명 중 하나입니다. 자폐증 연재 기사를 끝으로(여기서 그는 아미시 교인들 사이에 자폐증이 거의 전무하다는 점에 주목했습니다) 옴스테드는 국제 합동 통신을 떠나 마크 블랙실, 킴 로시Kim Rossi, 핸들리J.B.Handley와 함께 인터넷 신문 〈자폐의 시대Age of Autism〉를 창간했습니다. 거기서 그와 블랙실은 두 차례에 걸쳐 20세기 소아마비 유행의 원인을 탐사하면서, 농업에서 광범위하게 사용한 신경 독소(아비산나트륨, DDT 포함)와 소아마비 발병의 연결 관계에 주목했습니다.[62]

많은 사람이 소아마비 초기 유행과 설탕이 관계가 있다고 주장했고, 그 연관성은 당시 조사관이나 정부 관리들의 눈에도 들어왔습니다. 그래서 수많은 공중 보건 안내문과 언론 보도를 통해 부모들에게 해변이나 물놀이 장소를 피하는 동시에 설탕이 많이 들어간 음식이나 설탕을 자제하라는 경고를 내보냈습니다. 하지만 미국 식탁에서 설탕은 오래된 재료였고, 해변에서 수영하는 것도 흔한 일상이었습니다. 달라진 것은 그 무렵 미국으로 들어온 설탕의 경로였습니다. 주로 하와이나 쿠바에서 재배한 사탕수수를 동부 해안에 늘어선 정제 공장으로 옮겨 가공했는데, 코니 섬 인근에도 공장이 있었습니다.[63]

사탕수수 재배는 아주 고약한 일입니다. 토양의 영양분을 고갈시킬 뿐 아니라 잡초와 잘 경쟁하지도 못합니다. 사탕수수 농장에는 잡초가 무성하게 자라고 번식력도 강합니다. 사탕수수 잎은 아주 날카로워 제초와 수확 과정에서 노동자들이 베이거나 다치기 쉽습니다. 작업이 위험하고 고되며 진척이 느리고 노동 파업도 잦았습니다. 20세기 초반에 사탕수수 산업은 위기에 처했습니다. 하와이의 대형 재배업자의 다수가 사업을 접었고, 나머지 사람들은 조금이라도 이윤을 늘리기 위해 필사적으로 고군분투했습니다.[64]

백신에 대한 잘못된 믿음

그러다가 1913년 여름, 하와이 사탕수수 농장주 찰스 에크하르트Charles Echhart가 문자 그대로 '묘약'을 들고 나타났습니다. 그가 찾아낸 해결책은 아주 강력한 형태의 비소인 아비산나트륨[65] 용액을 사탕수수 밭에 뿌리는 것이었습니다. 제초제와 독성 물질 사용법에 거의 아는 바가 없던 시기에 등장한 이 혁명적인 방법은 기적과도 같았습니다. 비소가 잡초는 죽이면서도 사탕수수에는 아무 영향도 주지 않는 것처럼 보였기 때문입니다. 비소 용액으로 필요 노동력이 대폭 줄면서 막대한 비용 절감, 부상 감소 그리고 고수익이 가능해졌습니다.[66]

유일한 문제는(당시에는 인식하지 못했지만) 특히 사탕수수 밭에서 사용하던 형태의 비소 용액이 열대성 잡초뿐 아니라 어류와 해양 포유류, 곤충과 야생 동물 전반에 대단히 유독하다는 것입니다. 그리고 우리 주제와 더 밀접한 사실은 비소가 특히 척추의 전각 세포에 유독한 영향을 미친다는 것입니다. 또한 위장관에 강한 염증 반응을 일으키기 때문에 장내 융모층이 얇아지는 결과를 초래하는 경우가 많습니다.[67] 융모가 손상되면 장벽에 틈이 생겨서 보통은 위장관 내에만 머무르는 독소와 병원균이 혈류에 접근할 수 있게 됩니다.

유럽에서 처음 기록된 소아마비 사례는 1887년 스웨덴에서 발생했습니다. 불과 몇 년 뒤 버몬트에서 소아마비가 유행합니다.[68] 1873년경 최초로 비소 기반 살충제가 독일에서 출시되어 매미나방 퇴치용으로 널리 사용되었습니다. 1년 뒤에 역시 독일에서 농업용으로 DDT형 유기 인산염 살충제가 처음 출시되었습니다. 두 제품 모두 일반적 용도로도 쓰이기 시작했습니다. 그리고 버몬트의 소아마비 발병은 매미나방 방제를 위해 비산납 살

포제가 출시되고 널리 사용되기 시작한 시기와 일치합니다.[69]

동물은 소아마비에 걸리는 일이 없다는 사실은 어떤 의미일까요? 인간은 동물계에서 유일한 소아마비 바이러스 자연 숙주라고 알려져 왔습니다.(오랫동안 연구 목적으로 실험실에서 소아마비 바이러스에 감염시켜왔던 원숭이는 제외) 그런데 이상하게도 1890년대 버몬트주의 소들에게 급성 마비성 질병이 나타나기 시작했습니다. 추적 끝에 매미나방 방제를 위해 살포한 비산납이 원인임이 밝혀졌고, 사용을 중단하자 소들은 더 이상 급성 마비성 질환에 걸리지 않았습니다.

당시 연구진들은 소아마비 바이러스와 마비성 회백수염의 연관성을 입증하기 위해 애를 쓰고 있었습니다. 전염성 질병의 원인을 입증하는 방법인 코흐Koch의 가설에 따르면, 해당 질병을 가진 사람(또는 동물)에게서 채취한 체액을 다른 사람(또는 동물)에게 주입하면 동일한 질병이 발생해야 합니다. 하지만 연구원들은 소아마비 전염 원인을 코흐의 가설로 증명할 수 없었습니다.

1908년 오스트리아 의사 카를 란트슈타이너Karl Landsteiner와 에르윈 포퍼Erwin Popper는 실험을 위해 소아마비로 추정되는 질환의 합병증으로 마비 증상을 보이다가 사망한 9세 소년의 척수액을 뽑아냈습니다. 「백신 반응The Vaccine Reaction」 지에 실린 보고서에 따르면, 그들은 그 척수액에서 여과법으로 추출한 '시료'를 두 마리 원숭이의 뇌에 주입했습니다. 한 원숭이는 죽고 다른 원숭이는 다리가 마비되었습니다. 란트슈타이너와 포퍼는 나중에 원숭이들의 뇌를 해부해서 손상된 뇌 조직이 소아마비 진단을 받은 유아의 손상된 뇌 조직과 유사하다는 것을 발견했습니다. 이를 과학자들이 소아마비 바이러스를 분리하고 그 전염성을 증명한 최초의 실험이라고 하지만, 여전히 전염병 입증을 위한 코흐의 가설을 충족시키지 못했기 때문에, 소아마비 연구의 선구자이자 세균학자인 클라우스 융에블뤼트Claus W. Jungeblut 박사와 1986년 노벨 화학상을 수상한 존 폴라니John Polanyi 박사를 포함한 많은 사람에게 강한 비판을 받았습니다.[70]

그 실험의 결론은, 두 원숭이 중 한 마리가 마비 증상을 보였기 때문에 소년(바이러스 감염이 일어났다고 추정되는)에게서 추출해서 원숭이에게 주입한 시료에 마비를 일으키는 바이러스가 들어 있다는 것이었습니다. 그리고 란트슈타인과 포퍼가 '분리'했다고 믿었던 '보이지 않는 바이러스'는 소아마비 바이러스로 알려지게 되었습니다.

소년의 척수액에서 뽑은 시료에는 정말 무엇이 들어 있었을까요? 시료에 들어 있던 무엇이 두 원숭이 중 하나는 죽이고 하나는 마비시켰을까요? 정말 소아마비 바이러스였을까요? 아니면 다른 뭔가가 그랬을 수도 있을까요? 이것은 아주 중요한 질문입니다. 특히 미국 질병 통제 예방 센터가 '소아마비 바이러스는 인간만 감염시킨다.'[71]고 명시한 점을 감안할 때 더욱 그렇습니다.

원숭이 뇌에 시료를 주입하기 전, 란트슈타이너와 포퍼는 원숭이들에게 시료를 마시게도 해 보았습니다. 원숭이들은 아무런 해를 입지 않았습니다. 마비도 없었습니다. 두 사람은 원숭이 팔다리 중 한 곳에도 시료를 주입했습니다. 아무런 손상도 드러나지 않았습니다. 마비도 없었습니다. 뇌에 직접 주입했을 때만 손상이 일어났습니다.

한 원숭이는 죽고 다른 하나가 마비된 것은 소아마비 바이러스로 알려지게 된 그 바이러스가 일으킨 것이 아닐 수도 있을까요? 원숭이들의 뇌에 이질적인 세포 조직을, 뭐가 됐든 9살 소년을 괴롭혔던 그것에서 추출한 여과되지 않은 독소를 주입했습니다. 거기에는 많든 적든 어느 정도의 바이러스와 박테리아가 있었을 것입니다. 어떻게 란트슈타이너와 포퍼는 한 원숭이를 죽이고 다른 원숭이를 마비시킨 것이 특정 바이러스 때문이라고 딱 부러지게 결론을 내릴 수 있었을까요? 이들이 사용한 대형 주사기 자체가 심각한 신경 손상이나 내출혈을 일으켰을 수도 있지 않을까요?

1차 세계 대전 이후, 농업에서 비소 사용은 더 확산되었고 소아마비의 간헐적 발생도 계속 늘어났습니다. 사탕수수밭에서 아비산나트륨을 사용하는 설탕 제조업체들이 늘어나면서 비소에 오염된 설탕이 점점 더 많이 미국으로 들어오게 되었습니다.

몇십 년간 상대적 감소와 안정 추세를 보이다가 1940년대 중후반에 다시 한번 소아마비 환자들이 쏟아져 나왔습니다. 당시 이 현상은 단순히 바이러스 감염이 늘어났기 때문이라는 이론에, 그러니까 원숭이 뇌에 소아마비 바이러스를 주입하는 대단찮은 실험에 근거한 이론에 반박하는 사람들이 상당히 많았습니다. 바이러스는 변한 게 없는데 왜 갑자기 발병 건수가 늘어난 것일까요?

1940년대 중반에 마비성 회백수염 환자가 급격히 증가한 것에 관한 흥미로운 이론 중 하나는 이때가 바로 대규모 DPT(디프테리아, 백일해, 파상풍) 백신 접종 프로그램이 도입된 시기라는 것입니다. 대규모 백신 접종과 마비성 회백수염 증가의 결정적인 연관성을 입증하는 연구는 거의 없지만, 둘의 연관성은 백신 제조사가 소아마비 유행 시 특정 백신을 사용하지 말라는 문구를 관례적으로 설명서에 명기할 정도로 유의미합니다. 이는 서아프리카의 기니비사우 아이들에게 DPT 백신을 접종하면서 시행한 연구 결과와 다르지 않습니다. 그 연구는 DPT 백신 접종을 한 디프테리아, 백일해, 파상풍 환자는 감소했지만, 백신 접종과 연관된 다른 원인으로 인한 총 사망자 수는 오히려 늘어났음을 보여 줍니다.[72] 이 사건들에는 동일한 현상이 작용하고 있을 지도 모릅니다. 바로 대규모 DPT 백신 접종 도입으로 사람들의 면역 체계가 크게 약화되면서 접종을 받은 사람들에게 우리가 마비성 회백수염과 연결시키는 증상들이 잘 나타나게 된 것입니다.

1940년대 코네티컷의 의사 모튼 비스킨트Morton Biskind는 퇴행성 질환으로 병원을 찾는 사람들이 자꾸 늘어나자 걱정이 되기 시작했습니다. 그는 '미국 내 소아마비 발병 건수는 1945년 이전부터 꾸준히 증가하고 있지만 그 전염병적 특성은 여전히 유지되고 있다. 1946년부터 증가율은 두 배 이상으로 뛰었다.'고 지적했습니다.[73]

당시 다른 많은 사람들처럼 비스킨트도 DDT 도입과 마비 증상(보통 소아마비 원인으로 지목되던) 사이에 연관이 있다는 의견을 제기했습니다. 1874년 처음 합성된 DDT는 1940년대 미국에 상업용으로 들어와 농약과 일반 살충제로 제품화되었습니다. 그 시절 어린아이들은 DDT를 뿌리면서 골목을 돌아다니는 트럭 뒤를 따라 온 동네를 뛰어다니곤 했습니다. 나도 자전거를 타고 달콤한 냄새가 나는 가스를 구름처럼 내뿜으며 동네 야구장을 구석구석 돌아다니는 트럭 뒤를 따라다니던 기억이 아직도 생생합니다. 소독차는 여름 동안 한 달에 한 번씩 동네를 찾았습니다. 그리고 여름은 일 년 중 유독 마비성 회백수염 발병 사례가 눈에 띄는 시기이기도 했습니다.

DDT가 중추 신경계를 간섭하고, 특별히 척수 전각 세포에 친화성이 있다는 사실은 당시에도 이미 잘 알려져 있었습니다. DDT는 피부와 음식, 그리고 점막을 통해 흡수되며, 20세기 초부터 동물의 마비성 질환 원인으로 지목되어 왔습니다. 1940년대 말과 1950년대 초, 많은 연구자가 DDT 사용 확대와 마비성 회백수염을 일으키는 증상의 연관성을 찾는 연구에 돌입했습니다. 옴스테드와 블랙실은, "1949...모든 비스킷 박사와 어빙 비버Irving Bieber는 「미국 심리 치료학 저널American Journal of Psychotherapy」에 〈DDT 중독 – 신경 정신과적 징후를 가진 새로운 증상〉을 발표했다. 그들은 '지금까지 나타난 모든 징후 중에서 가장 걱정스러운 것은 주관적 반응과 극심한 근육 약화'라고 보고했다."[74]라고 보고 했으며, 같은 해 다니엘 드레스덴Daniel Dresden은 〈DDT 작용에 대한 생리학적 조사〉를 발표하면서 DDT 중독과 소아마비 유사 증상을 연결시켰습니다.[75]

1952년 랄프 스코비Ralph Scoby 박사는 소아마비 원인 조사를 위해 열린 미국 하원 소위원회에 출석해서 '소아마비는 전형적인 중독'[76]이라고 증언했습니다. 그리고 1953년, 비스킷 박사는 「미국 소화기 질환 저널American Journal of Digestive Diseases」에 발표한 논문에서 다음과 같은 신랄한 결론을 공표했습니다. "사실 소아마비 같은 중추 신경계 질병은 전 세계 사람들을 중추 신경계 독성 물질로 뒤덮는 행위가 정부와 기업의 후원으로 현재도 벌어지고 있음을 보여 주는 생리학적이고 증상적인 징후다."[77] 1년 후 비스킨트 박사는 소아마비 증가세를 조사하는 미국 하원 위원회에 출석해 다음과 같이 증언했습니다. "DDT 중독은 유행병 형태의 소아마비로 쉽게 오인할 수 있는 증상을 일으킨다는 건 이미 알려져 있습니다. 뿐만 아니라 DDT 자체가 신경 독소이기 때문에 척수 세포를 손상시킬 수 있습니다. 그러면 바이러스 감염 위험이 더 높아지게 됩니다."[78] 아래 도표를 보면 정말 소아마비 발병과 DDT 생산 사이에 겹치는 부분이 상당히 많습니다.

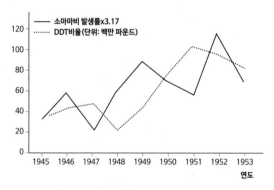

〈미국의 소아마비 발병률과 DDT 생산, 1945~1953년〉

출처: '소아마비의 원인에 관해 당신이 배운 모든 것은 틀렸다' 짐 웨스트 Jim West
〈Green Med Info〉, 2015년 8월 21일

1958년 디트로이트에서 발생한 소아마비를 조사한 결과, 감염 환자의 51%만이 소아마비 바이러스에 양성 반응을 보였습니다. 마비성 회백수염 진단을 받았지만 원인 인자에 노출됐다는 증거가 없는 나머지 49%[79]는 어떻게 된 것일까요? 이 통계 수치 역시 연구원과 의사들이 전염병 원인을 알아내도록 안내하는

코흐의 가설에 위배됩니다. 바이러스에 노출되지 않은 사람이 마비성 회백수염에 걸리는 경우는 한 건도 없어야 합니다. 지금처럼 진단 받은 사람의 거의 절반이 그렇다는 건 말도 안 되는 상황인 것입니다. 따라서 우리는 그 유행병의 또 다른 원인을 찾아야 합니다.

1960년대 초 소아마비 유행을 종식시킨 공로는 언제나 소크 백신과 뒤이은 세이빈 백신 도입이라고들 합니다. 아이러니하게도 세이빈 백신은 흰 각설탕 속에 넣어 복용하는 방식으로 투여합니다. 백신 도입과 소아마비 유행의 종식 사이에 상관관계가 있는 것은 분명하지만, 모든 과학자가 명심해야 하듯, 상관관계가 곧 인과 관계는 아닙니다. 그리고 백신 도입과 소아마비 유행의 종식에는 또 다른 상관관계가 존재합니다. 적어도 미국에서는 DDT 사용이 단계적으로 감소했다는 점입니다. 그 뒤로도 수십 년 동안 해외, 특히 가난한 나라들에 계속 DDT가 들어갔고, 이제는 그곳에서 소아마비가 발생하기 시작합니다. 소아마비 유행이 마지막으로 발생했던 1964년경, DDT 사용이 미국에서는 이미 엄격하게 제한되었습니다. 주지하다시피 화학의 시대의 종말은 아니었습니다. 우리 척수의 전각 세포를 표적 공격해서, 인간 장내 생태계에 흔히 존재하는 장내 바이러스로 인한 증상을 일으키는 화학 물질의 시대가 종식된 것이었습니다.

소아마비 바이러스는 별다른 질병을 일으키지 않고 수천 년 동안 정상적인 장 생태계의 일부로 살아오던 바이러스입니다. 20세기 초중반 미국에서와 같은 유행병을 일으킨 적은 결코 없었습니다. 그것이 새로운 질병 원인으로 지목될 정도로 변이했다는 증거도 전혀 없습니다. 그리고 실제로 소아마비 유행 원인을 조사해 보니 절반 가까운 희생자들에게서는 소아마비 바이러스에 감염되었다는 증거가 전혀 나오지 않았습니다.

이 모든 사실을 종합해 보면 소아마비는 위험한 바이러스로 인해 일어난 질병이고, 우리는 천신만고 끝에 그 바이러스를 무찌르는데 성공했다는 건 사실이 아님이 분명해집니다. 소아마비 바이러스가 마비성 회백수염이라 부르는 증상을 일으킨 공동 요인일 가능성은 있지만, 주된 병인학적 요인은 독소입니다. 이 장에서 간략하게 살펴본 독성 노출이 없었다면, 소아마비 전염병도 존재하지 않았을 것이고, 모든 아동기 질병에 대한 백신을 대대적으로 추진할 동력도 결코 생기지 않았을 것입니다. 그렇기 때문에 지금이라도, 소아마비라고 부르는 질병을 둘러싼 모든 요인을 철저히 조사하는 것이 정말로 중요합니다.

홍역 백신:
지나치게 단순화해서 생긴 오류

소아마비와 달리 홍역은 질병과 건강에서 전염병으로서 그 역할에 대한 전혀 다른 그림을 제시합니다. 앞장에서 본 것처럼 사실 소아마비는 결코 전염병이 아닙니다. 우리 신경계의 특정 영역에 영향을 주는 특정 독성의 결과라고 보아야 합니다. 따라서 감염 확산이나 집단 면역은 소아마비에 관한 논쟁에서 중요한 부분이 아니며, 그것을 중심으로 논의가 진행되어서도 안 됩니다. 반면 홍역은 **전형적인** 전염성 아동기 질병(오늘날 공중 보건 관료와 불안한 부모들이 진저리를 치며 싫어하는)에 속합니다. 이제 잠깐 물러서서 홍역의 역사를 살피면서, 아동기 질병의 정수라 할 수 있는 이 병에서 우리가 무엇을 배울 수 있는지 알아보겠습니다.

'아동기 질병의 정수'라는 표현을 쓴 이유는, 루돌프 슈타이너가 아동 발달 단계를 설명하면서 조화롭고 건강한 신체를 키우기 위해서는 모든 아이가 발달 과정 중에 특정한 급성 염증성 질환을 겪을 필요가 있다고 지적했기 때문입니다. 슈타이너의 우주론에 따르면 인간은 분명히 구별되면서도 밀접하게 상호 연결된 4가지 '신체'를 가지고 있으며, 각각은 적절한 시기에 '탄생' 혹은 '해방'되어야 합니다. 이 탄생 또는 해방은 발열을 동반한 '전형적'인 아동기 급성 염증성 질병으로 촉진되는 경우가 많고, 가끔은 발진도 함께 따라옵니다. 아이는 이런 질병을 겪고 극복한 결과, 물질육체와 자기의 고유한 운명을 조절하고 다스릴 수 있는 힘을 획득하게 됩니다. 인간을 구성하는 4가지 체의 명칭과 아이가 성장 발달 과정 중 겪으면서 이들 구성체의 해방을 촉진하는 질병의 예는 다음과 같습니다.

- 물질체/광물체 탄생 – 생애 첫해 – 백일해
- 수체 탄생 – 보통 4~7세 – 홍역
- 공기체 탄생 – 보통 10~14세 – 성홍열
- 온기체 탄생 – 보통 18 ~21세 – 단핵구증

두말할 필요도 없이 성장기 아이들이 겪을 수 있는 급성 염증성 질병과 발열, 발진은 위에 언급한 4가지 외에도 훨씬 다양합니다. 크루프(후두염), 수두, 농가진, 풍진 같은 수많은 질병이 '대타'로 등장할 수 있고, 위에 언급된 연령 훨씬 이전 또는 이후에 겪을 수도 있습니다.

아이의 세 가지 '고차'체(수체, 공기체, 온기체)의 탄생과 해방은 시간을 두고 서서히 이루어지며, 개별적 특성이 매우 강하고 변수가 많은 살아 있는 과정이기에 아이마다 나타나는 양태가 다릅니다. 여기서 중요한 것은 부모와 의사들이 발열, 점액, 발진을 동반한 급성 염증이 성장 발달의 건강한 통과 의례라는 사실, 어쩌면 지금껏 갖고 있던 직관에 반할 수도 있는 이 사실에 대한 건강한 감각과 존중을 키우는 것입니다. 주변의 지지를 받으며 자기 치유의 고비를 이겨 낸 아이들은 염증이라는 위기를 백신이나 항생제, 항염증제로 억제한 아이들보다 분명히 건강하고 회복력이 강합니다.

항생제가 심각한 상황에서 생명을 구할 수 있다는 것을 모르는 의사는 없습니다. 그렇지만 현대 의학이 항생제를 꼭 필요하지 않은 상황에서 너무 자주 처방한다는 것 또한 주지의 사실입니다.

이 장에서는 아이가 자기 존재에서 가장 중요한 물 혹은 액체 영역을 다스릴 힘을 획득하는 과정에서 홍역이 하는 역할을 살펴보겠습니다. 이는 그 아이의 향후 건강과 아주 깊은 관계가 있습니다. 연구에 따르면 정상적인 나이(4~7세)에 홍역을 성공적으로 겪은 아이는 한 번도 안 걸린 아이보다 심장병, 관절염, 알레르기, 자가 면역 질환이 적고, 전반적인 건강 상태가 더 좋습니다.[80] 아이들은 신체를 온전한 자기 것으로 만들기 위해 애쓰고 노력해야 합니다. 홍역은 그 과제를 만나는 한 가지 수단입니다.

홍역은 파라믹소 바이러스과의 외피를 보유한 단일 가닥 RNA 바이러스로 인해 발생하는 급성 전염병입니다. 홍역에 걸린 사람은 발진 시작 4일 전부터 발진 후 4일 동안 전염성이 매우 높으며, 홍역에 걸린 아이에게 노출된 비면역 아동의 90% 정도가 감염될 수 있습니다. 전파는 공기를 매개로 이루어지며, 주로 홍역에 걸린 아이가 기침이나 재채기를 할 때 근처에 있는 사람들에게 전파됩니다. 병을 앓는 내내 고열, 기침, 발진, 점액으로 인한 막힘 증상이 나타나며, 홍역 특유의 증상으로 볼 안에 코플릭 반점이 생깁니다. 홍역 합병증에는 귀 감염, 폐렴이 있고, 드물지만 뇌염으로 발전하는 경우도 있습니다. 홍역 감염과 함께 발생하는 점액에 의한 막힘은 실제로 다른 어떤 급성 질환보다 심합니다. 아이가 모든 호흡기 통로에서 진한 점액을 몇 리터씩 끝도 없이 쏟아 내는 것처럼 보이는 경우도 많습니다. 발진도 아주 심하게 올라오지만, 가려움은 약하거나 중간 정도인 경우가 많습니다.

홍역의 역사에서 빼놓을 수 없는 것이 홍역이 유럽 정착민들이 신대륙으로 가져와 아메리카 원주민을 초토화시킨 여러 전염병 중 하나라는 점입니다. 유럽인들이 들여온 전염병이 너무 많아서 천연두를 제외하고는 어느 것이 가장 치명적이었는지 정확히 꼬집어 말하기가 쉽지 않습니다. 천연두는 유럽 정착민들이 생물학 전투의 무기로 사용했을 정도로 치사율 높은 병이라는 것을 우리가 알고 있습니다. 일부 역사가들은 전염병이 무려 2천만 명, 혹은 원주민의 최고 95%를 죽게 한 원인이라고 추산합니다.[81] 어떤 사람들은 백신 접종에 찬성하는 근거로 이 사건을 언급하지만, 오히려 사실은 그 반대입니다. 아메리카 원주민이 전멸한 것을 사람들이 전염병에 한 번도 노출되지 않았을 때 벌어질 수 있는 상황에 대한 경고로 받아들여야 합니다. 백신에 기반한 전염병 퇴치 작전의 목표가 정확히 이것, 즉 전염병에 아무도 노출된 적 없는 상황을 만드는 것이기 때문입니다. 우리는 감염원에 어느 정도 노출되었을 때 훨씬 더 안전합니다. 특히 홍역 감염 경로를 보면 아메리카 원주민들이 왜 홍역에 취약했는지, 그리고 왜 현재의 백신 정책이 위험한지에 대한 중요한 통찰을 얻을 수 있습니다.

3장에서 설명했듯이 우리에게는 두 종류의 면역 체계가 있습니다. 하나는 세포성 면역 체계, 다른 하나는 체액성 면역 체계입니다. 사전 노출이 없었던 감염원(보통 바이러스 또는 박테리아)을 만나면, 그것은 우리 몸에 들어와서 친화성 있는 세포에 자리를 잡습니다. 홍역에 친화성 있는 세포는 일반적으로 호흡기 통로 내부를 덮은 상피 세포입니다. 신체는 감염된 세포를 반드시 제거해야 합니다. 이는 세포성 면역 체계가 하는 일입니다. 세포성 면역 체계는 핵심 인력인 백혈구 세포, 세포 독성 화학 물질, 효소 등을 불러 모으고, 세포 구조를 용해, 액화시켜 신체 밖으로 흘러나갈 수 있는 상태로 만듭니다. 이 과정에서 홍역을 앓는 아이에게 흔히 볼 수 있는 모습인 다량의 점액 배출이 일어납니다. 이런 세포 매개성 정화 작업은 7~12일 동안 지속되며, 이 기간이 지나면 대부분 병에서 회복합니다.

체액성 면역 체계는 약 6주 이내에 바이러스 특이 단백질에 대한 항체 생산을 완료합니다. 개별 바이러스 감염에 대한 반응으로 생산된 항체의 기능은, 혹시라도 나중에 다시 접촉해서 몸에 들어올 때를 대비해 해당 바이러스에 꼬리표를 붙여 놓는 것입니다. 항체가 바이러스에 꼬리표를 붙이고 중화해 놓았기 때문에 세포성 면역 체계는 결코 다시 관여할 필요가 없어집니다. 그 사람은 특별한 경우가 아니면 두 번 다시 홍역 바이러스로 앓아 누울 일이 없을 거라는 뜻입니다.

생후 첫 해에는 아이의 면역 체계가 아직 미숙하기 때문에 홍역이 합병증으로 발전할 위험이 가장 높습니다. 하지만 얼마 전까지만 해도 대부분의 엄마가 어렸을 때 홍역을 앓았기 때문에 항체를 보유한 상태였습니다. 생후 첫 1년에서 3년 동안 모유 수유를 하면, 항체가 모유를 통해 전달되면서 아이를 보호합니다. 이것을 수동 면역이라고 합니다. 신생아는 이런 방식으로 홍역을 스스로 헤쳐 나갈 나이가 될 때까지 보호를 받습니다. 나아가 홍역 감염이 치명적인 결과를 초래할 수 있는 시기인 성인기에 홍역에 걸리지 않도록 막아 줄 항체를 만듭니다. 이 자연 방어막은 매우 믿을 만하기 때문에 백신을 도입하기 10년 전에는 홍역 감염으로 인한 심각한 합병증을 거의 찾아볼 수 없었습니다.(아래 도표 참조)

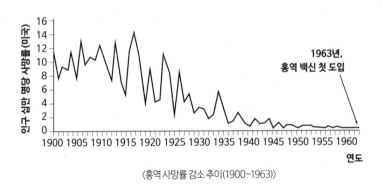

〈홍역 사망률 감소 추이(1900~1963)〉

출처: 「질병 정보 설명, 홍역: 부모가 알아야 할 사항」
〈사전 동의를 지지하는 의사들Physicians for Informed Consent〉, 2017년 12월 업데이트

그러면 유럽인들이 가지고 온 홍역이 아메리카 원주민들에게는 왜 그렇게 치명적이었던 것일까요? 원주민들은 과거에 한 번도 노출된 적이 없기 때문에 체액성 면역을 가진 사람이 아무도

없었습니다. 성인, 노인, 아기를 포함한 모든 사람이 취약했습니다. 모유 수유를 하는 엄마 역시 전달해 줄 방어용 항체가 없었기 때문입니다. 빠져나갈 구멍이 없는 최악의 상황은 비극적 결과로 이어졌습니다. 홍역으로 사망한 아메리카 원주민 대다수는 아주 어리거나 나이 많은 사람들이었습니다. 홍역과 처음 접촉한 이후, 성인들은 항체가 생겼고 아기들은 엄마에게서 수동적 항체를 받았습니다. 이제 유럽처럼 홍역은 아메리카 원주민들 사이에서 아동기 질병의 하나로 자리 잡았습니다. 얼마 지나지 않아 홍역으로 인한 비극은 종결되었습니다. 많은 사람이 깨닫지 못하고 있는 것은 1963년 백신이 도입될 무렵, 홍역은 미국에서 더 이상 공중 보건을 위협하는 질병이 아니었다는 점입니다. 〈사전 동의를 지지하는 의사들〉에 따르면 홍역으로 인한 사망률은 생활 환경과 영양, 의료 개선 덕에 10만 명당 13.3명에서 0.2명으로 이미 98.5% 감소했습니다.(129쪽 도표 참조)[82] 백신이 도입되기 전 수십 년 동안 부모들은 아이가 잘 노출되라고 홍역 파티를 열어 줄 정도로 홍역을 대수롭지 않게 여기는 태도를 보였습니다. 의사들은 어린 홍역 환자들에게 대구간유 형태의 비타민A를 적절히 공급하는 것만으로도 합병증을 예방하기에 충분하다는 것을 알았습니다. 정말 위험한 경우는 아주 어린 아이와 노인들뿐이며, 적절한 시기에 홍역을 만나게 하면 두 집단 모두 보호할 수 있다는 것도 알았습니다. 그런데 소아마비 백신이 도입된 지 10년도 지나지 않아 홍역 백신이 등장하면서 홍역에 대한 우리의 사고방식을 바꾸어 놓았습니다.

몇 년 뒤, 의학 문헌에 게재된 한 논문은 홍역의 면역성에 관한 놀라운 이야기를 보건 당국 관계자와 소아과 의사들에게 전했습니다. 그것은 유전적 문제로 항체를 만드는 능력 없이 태어난 아이에 관한 논문이었습니다. 즉 체액성 면역 체계가 없는 채로 태어났지만 아이의 세포 매개 면역성은 정상이기 때문에, 홍역에 걸렸을 때 감염은 정상적인 방식으로 진행되었습니다. 연구원들은 아이가 항체를 만들 수 없기 때문에 홍역 감염이 반복해서 일어날 거라고 예측했습니다. 그 가설을 시험하기 위해 일부러 아이를 홍역에 노출시킬 수는 없었지만, 수십 년 동안 그 아이를 추적할 수는 있었습니다. 놀랍게도 아이는 홍역에 다시 노출되었지만 한 번도 걸리지 않았습니다.[83] 아이가 홍역에 다시 노출되지 않았을 가능성도 있지만, 나는 체액성 면역에 대한 우리의 이해에 결함이 있다는 것이 이 상황에 대한 더 나은 설명이라고 생각합니다. 세포성 면역 체계는 실제로 반복된 감염을 기억하고 예방하는 역할을 하고 있으며, 비상시에는 전적으로 이 기능을 떠맡을 수 있습니다. 다른 말로 하자면 세포 매개 반응으로도 평생 면역을 갖기에 충분한 경우도 있다는 것입니다.

이 사례는 중요합니다. 아이에게 백신을 접종하면, 즉 독성이 약화된 바이러스와 여러 신경 독성 보조제를 투여하면 세포 매개 반응의 혜택이 사라지기 때문에 우리가 보는 것은 주로 체액 반응이기 때문입니다.

백신 제조사, 소아과 의사, 공중 보건 관계자들과 언론 매체는 백신으로 생긴 면역이 질병을 통해 얻는 면역과 동일하다고 우리를 안심시킵니다. 하지만 백신을 맞는 경우 세포 매개 반응은 제한됩니다. 홍역 백신에서 면역력은 평생 지속되지 않으며, 질병과 직접 싸울 때 얻을 수 있는 다른 면역학적 혜택도 전혀 없습니다.

대규모 예방 접종 프로그램이 시행된 지 15년이 지나자 청년층에서 다시 홍역이 돌기 시작했습니다. 백신 기반 면역력은 평생 지속되지 않기 때문에 성인과 노인들이 다시 한번 감염에 취약해진 것입니다. 자연스러운 홍역으로 얻은 면역이 지속성을 갖는 것과 달리 백신에 기반한 항체는 성년기까지 지속되지 않기 때문에 엄마들은 더 이상 모유 수유를 하면서 아기에게 항체를 물려줄 수 없게 되었습니다. 그래서 사람들은 추가 접종을 받기 시작했고, 그런다고 해서 평생 면역을 가질 수 있다는 생각을 뒷받침할 증거는 없지만 계속 추가 접종을 이어갔습니다. 면역학적으로 말하자면 홍역 백신 프로그램은 우리를 유럽인과 접촉하기 전 아메리카 원주민으로 바꾸어 놓았고, 그 결과 나이가 아주 많거나 아주 어린 아이들은 치명적 감염에 대단히 취약한 상태가 되었습니다.

공중 보건 관계자들이 유행병 발생을 그토록 걱정하는 것은 지극히 당연한 일입니다. 그들에게는 노인이나 어린 아이들을 보호할 방법이 아무 것도 없습니다. 젖을 먹이는 엄마는 더 이상 아기에게 전해 줄 항체가 없으며, 성인에게 홍역 백신을 반복 접종하면 백신 합병증이 발생할 가능성이 너무 높기 때문에 아주 위험합니다. 우리는 지금 겪지 않아도 되었을 위태로운 상황에 처해 있습니다. 이미 홍역을 효과적으로 중화시켜 온 인구 집단에 인위적 개입을 선택했기 때문입니다.

신증후군Nephrotic syndrome은 상대적으로 드문 자가 면역 질환입니다. 이 병에 걸리면 알 수 없는 이유로 신체가 자기 신장에 대한 항체를 만듭니다. 항체는 신장 기저막에 염증 반응을 일으키고 신장은 단백질을 소변으로 유출하기 시작합니다. 먼저 혈액 내 단백질 수치가, 시간이 지나면 세포 내 단백질 수치가 떨어집니다. 이로 인해 세포 내부에 적절한 구조를 유지하는 세포 능력에 문제가 생기고, 세포질 액화와 '죽은' 물, 혹은 부종을 초래합니다. 홍역 백신 도입 전에는 신증후군이 있는 아이가 홍역에 걸리면 대개 신증후군은 완화되어 다시 재발하는 일이 없었습니다. 자가 면역 질환은 주로 세포성 면역 체계가 억제되고 체액성 면역 체계가 활성화되는 경우에 발생합니다. 신증후군은 자가 면역 질환의 전형적인 사례인 동시에, 신체 내 물의 구조를 조절하는 능력에 문제가 생긴 상태입니다. 홍역 감염은 이 두 가지 모두를 치료합니다.

모든 홍역 감염에서 세포성 면역 체계는 극도로 활성화됩니다. 이를 통해 우리의 세포성 면역 반응과 체액성 면역 반응의 균형 상태를 재조정합니다. 그리고 슈타이너가 말한 것처럼, 홍역을 통해 아이는 자기 수체를 파악하고 다스리는 방법 혹은 체액을 조절하는 법을 터득합니다. 신증후군 환자는 체액 조절 능력이 손상된 상태인데, 자연적 홍역 감염을 겪으면서 이 능력을 회복합니다. 따라서 홍역 백신이 도입되었을 때, 백신이 자연 질병과 동일한 면역학적 반응을 보이니까 신증후군도 치료할 거라 기대하면서 신증후군 환자에게 투여했던 것은 어찌 보면 당연한 일이었습니다. 그러나 아무 일도 일어나지 않았습니다. 홍역 백신은 신증후군을 앓는 아이에게 아무 효과도 없었습니다. 실제 증상을 앓지 않으면, 그러니까 세포 매개 면역 반응이 활성화되지 않으면, 아이가 홍역을 극복하고 낫기 위해 스스로 애쓰지 않으면, 그 어떤 보호막도 생기지 않습니다. 예방 접종은 결코 급성 질환을 겪으면서 얻는 것과 동일한 면역력을 제공할 수 없습니다.

홍역이 치명적일 수 있는 것은 사실이지만, 인구 전체에 자연 면역력이 존재하는 상태에서는 더 이상 공중 보건의 주요 쟁점이 되지 않습니다. 미국의 홍역 감염 역사를 기록한 미국 질병 통제 예방 센터 자체 통계 역시 이 사실을 분명히 보여 줍니다. 하지만 오늘날 우리는 아이들이 추후 노출에도 평생 보호될 수 있는 면역력을 주는 동시에 별개의 만성 질환(신증후군)도 치료할 수 있는 질환을 겪도록 놔두는 대신, 면역 반응이 제대로 작용할 수 없게 만드는 신경 독소를 아이들에게 주입합니다. 지금껏 살펴본 바와 같이, 홍역에 걸린 아이는 체내의 물을 조절하는 능력을 집중적으로 훈련하고 구조 조정합니다. 건강의 관점에서 체내의 물을 적절하게 구조화하는 능력보다 인간이 가질 수 있는 더 근본적인 '기술'은 없습니다. 이 기술을 훈련할 기회를 박탈하면 더 심각한 질병이 발생할 수 있습니다. 홍역의 사례에서 우리가 살펴본 거래, 즉 과거의 급성 질환, 보호막을 제공해 준 아동기 질병을 내주고 현재의 만성 공중 보건 재앙을 얻은 이 거래는 40년에 걸쳐 소아 의학이 걸어온 길을 단적으로 보여 줍니다.

어떤 질병을 치료하든, 먼저 그것이 신체에서 어떻게 발생했는지를 이해하고 거기서 해답을 찾아야 합니다. 단일한 혹은 다수의 근본 원인 파악에 오류가 생기면 치료법 역시 잘못될 수밖에 없습니다. 근본 원인을 제대로, 올바로 이해했다면 증상 완화에 성공하거나 나아가 질병을 완치할 가능성이 훨씬 높아집니다.

치료 및 회복

아동과 성인을 위한
자가 면역 치료 기초 과정

어떤 질병을 치료하든, 먼저 그것이 신체에서 어떻게 발생했는지를 이해하고 거기서 해답을 찾아야 합니다. 단일한 혹은 다수의 근본 원인 파악에 오류가 생기면 치료법 역시 잘못될 수밖에 없습니다. 근본 원인을 제대로, 올바로 이해했다면 증상 완화에 성공하거나 나아가 질병을 완치할 가능성이 훨씬 높아집니다. 안타깝게도 현재 미국 의료계는 이윤 추구에 몰두한 채 겉으로 드러난 증상만 치료하는 관행이 지배적이지만 그것이 의료의 전부는 아닙니다. 사실 의술에는 다양한 방식과 태도가 있습니다. 그 차이는 병의 근본 원인을 조사하고 설명하는 방식에서 드러납니다.

어떤 질병이나 나쁜 결과의 근본 원인이 환자의 몸이 아니라 그 사람이 사는 사회, 문화, 경제 상황에서 비롯된 경우가 있습니다. 돌고래가 왜 아픈지 이해하고 싶다면 당연히 돌고래가 사

치료 및 회복

는 물의 상태를 들여다 볼 것입니다. 얼마 전 수의사인 한 친구는 브릭스brix(식물체의 영양소 함유를 나타내는 단위)가 높은 목초를 먹고 자란 소는 절대 병에 걸리지 않는다고 말했습니다. 모든 살아 있는 유기체는 선조에게 물려받은 유전적 특성이 복잡하게 얽혀 있는 존재입니다. 이 사실을 우리는 가끔 '유전학'과 환경이라는 단어로 지나치게 단순화해 버리기도 합니다.

심각한 비타민A 결핍은 홍역 감염의 합병증 혹은 나쁜 결과와 아주 긴밀한 관계가 있습니다. 비타민A가 부족한 식단은 거의 예외 없이 극심한 빈곤의 결과로, 사람들이 대대로 살던 땅에서 강제로 이주하거나 전통적인 생활 방식을 포기할 때 흔히 나타납니다. 합병증과 좋지 않은 결과를 줄이는 방법 중 하나(나는 피상적 방법이라고 주장하는)는 아이들에게 홍역 예방 주사를 놓는 것입니다. 이 방법은 홍역으로 인한 사망률에 영향을 주어 백신 접종의 가시적 효과와 수치를 긍정적으로 포장할 수는 있겠지만, 극심한 가난 속에 살아가는 아이들의 전반적인 건강이나 삶을 궁극적으로 개선하지는 못합니다. 오히려 정반대로 문제의 뿌리를 호도하고, 의료 전문가들로 하여금 지금 자기가 아이들의 생명을 구하고 있다는 착각에 빠지게 만듭니다. 이는 성인들의 심리적 욕구 충족에나 기여할 뿐 아이들의 진정한 신체적 필요를 해결하지는 못합니다.

실제로 1981년 기니비사우의 한 도시에서 연구원들은 3~5개월 사이 유아를 대상으로 3개월간 건강 검진을 하면서 DTP 백신과 경구소아마비 백신OPV을 접종시키는 연구를 실시했습니다. 그들은 DTP 백신을 접종 받은 유아 집단에서 접종 받은 질병으로 인한 사망률은 감소했지만 전체 사망률은 증가했음을 발견했습니다.[84] 의료계와 백신 산업 전체는 이 획기적인 연구에서 나온 결과를, 적어도 백신을 이렇게 체계적인 방식으로 연구해야 한다는 분명한 경고로 받아들였어야 합니다. 하지만 의료계 권력자들은 그 연구를 비판조차 하지 않고 완전히 무시해 버렸습니다.

비타민A 결핍에 대처하는 더 좋은 방법은 환자의 일상 식단에 목초지에서 방목하거나 신선한 풀 또는 해산물을 먹고 자란 동물에서 얻은 좋은 지방이 적절하게 들어가게 하는 것입니다. 비타민 A는 베타카로틴의 변형된 형태로, 당근이나 겨울 호박처럼 밝은 색상 채소에 많습니다. 하지만 베타카로틴이 효과를 내려면 효소로 쪼개서 활성 비타민A 분자를 형성해야 합니다. 이 활성 비타민A는 다양한 바이러스성 질병 치료에 효과가 있으며, 풀을 먹고 자란 소의 지방이나 버터, 목초지에서 자란 닭의 노른자, 야생 어류와 같은 동물성 식품에 풍부합니다. 아이들은 12살 전까지는 베타카로틴을 비타민A로 분해하는데 필요한 효소가 부족합니다. 그렇기 때문에, 특히 바이러스성 질환을 예방하기 위해서는 올바른 방식으로 사육한 동물성 지방을 매일 적정량 섭취하면서 비타민A 저장량을 충분히 유지하는 것이 필수입니다. 음식으로 충분하지 않을 때 좋은 보충제로 대구 간유가 있습니다. 대구 간유는 이미 몇 백 년 동안 풍부한 비타민A 공급원으로 이용되었습니다.

홍역을 앓고 건강이 나빠졌다는 건 사회적 이주, 문화 붕괴와 영양실조의 징후입니다. 쉽게 해결할 수 있는 문제는 아니지만(백신을 만들어서 투여하는 편이 훨씬 쉬울 것입니다) 우리가 정말로 아이들의 삶에 긍정적인 영향을 주고 싶다면 어떻게든

치료 및 회복

해결하기 위해 노력해야 할 일입니다.

그럼에도 불구하고 자가 면역 질환에 있어서는 여러 원인들이 서로 상승효과를 내거나, 글리포세이트 노출처럼 개인이 어떻게 해 볼 수 있는 범위를 넘어서는 문제가 많습니다. 따라서 의학은 아주 현실적이어야 합니다. 우리는 생태계에서 글리포세이트를 완전히 퇴출, 제거해야 한다고 주장하고 싸우는 동시에, 글리포세이트 노출로 고통 받는 개인을 위한 치료 전략을 제시할 수 있어야 합니다. 의학은 돌고래가 헤엄치는 물의 수질 개선과 병든 돌고래의 개별 치료를 동시에 해결할 수 있는 전략을 조합해야 합니다. 이제부터 우리를 이 시대 유행병인 자가 면역의 수렁에 빠지게 만든 과정을, 내가 바라보는 관점에서 짧게 살펴보겠습니다.

먼저 자가 면역의 기원을 간단히 요약해 보고 치료법을 논하겠습니다. 출발은 장, 즉 장내 미생물 군집과 장 내벽 상태 악화입니다. 미국인 대부분의 장내 미생물 군집은 여러 요인으로 인해 손상된 상태입니다. 식품 생산 과정에 광범위한 항생제 사용, 질 낮은 토양에서 재배된 질 낮은 식품, 높은 제왕 절개 수술률과 분유 수유 의존도를 비롯한, 미생물 군집의 건강과 다양성을 훼손하거나 생성 단계부터 방해하는 여러 요인 때문입니다. 백신에도 미생물 군집의 다양성을 감소시키고, 장 내벽에 갈라진 틈을 더 많이 만드는 글리포세이트 같은 성분(부록 B 참조)이 들어 있습니다. 또 백신은 면역 반응이 주로 항체 생성 상태를 유지하게 만듭니다.

장내 미생물 군집이 악화되고 장 내벽 투과성이 높아지면, 혈류에 접근해서는 안 되는 거대 분자가 혈액 속에 나타나기 시작합니다. 이런 항원 노출은 그 사람의 항체 반응을 자극하고, 항체 생성이 한층 더 지배적인 상태에 들어가게 만듭니다. 이쯤 되면 우리 면역 체계는 자기 신체 조직을 향해 과도한 염증 반응을 일으키기 쉬운, 아주 불균형한 상태가 됩니다. 일단 교차 반응이 시작되면 기능 장애 증상이 나타납니다. 염증성 공격이 폐 점막을 향할 때는 천식 증상이 나타납니다. 염증성 공격이 관절을 향하면 류머티즘 관절염을 앓게 됩니다.

과도한 염증 반응은 항체 반응 항진뿐 아니라 면역 체계 전반에 영향을 미치면서 결국 세포 매개 조직 파괴를 일으킬 것입니다. 세포 매개 반응은 신체가 우리의 혈액과 조직, 세포 안으로 흘러들어온 독소와 항원을 씻어 내려는 시도입니다. 이들 독소는 세포 내 물이 건강한 세포질을 형성할 수 없게 만듭니다. 건강한 세포질 구조 형성은 세포 기능의 기초입니다. 용해된 수은이 세포 내 겔에 끼어들면 그것은 제 기능을 하지 못하는 일그러진 세포가 됩니다. 신체는 세포 매개 면역 기능을 이용하여 겔을 용해하는데, 이 과정에 발열이 동반되는 경우가 많습니다. 이는 신체에서 수은을 배출하려는 일종의 해독 반응입니다. 연관된 세포들에 염증으로 인한 손상이 발생하는 것 역시 세포 매개 활성화로 인한 결과입니다.

이 연속 과정은 갈수록 악화되고 만성화됩니다. 해당 조직이 파괴되면서 그 조직에 특이성을 가진 항원(류머티즘 관절염이라면 연골 항원)을 혈류로 방출하기 때문입니다. 혈액으로 새로 들어온 항원들을 중화시키기 위해 항체 생산이 한층 더 촉진되면서 순환은 중단되지 않고 끝없이 이어집니다.

치료 및 회복

이를 건강하게 균형 잡힌 상태로 되돌려 놓을 수 있는 치료법이 있습니다. 치료법 소개 차원에서 먼저 내가 제안한 치료 계획을 따랐던 환자들이 직접 기술한 경험담 몇 편을 소개하겠습니다. 나는 늘 모든 환자가 치료 방향을 결정하기 전에 비슷한 상황에 처한 다른 사람과 이야기를 나눠 보아야 한다고 생각해 왔습니다. 해당 질병을 몸으로 겪은 환자들이야말로 무엇이 효과가 있는지, 시간은 얼마나 걸리는지, 그 과정에서 어떤 마음의 준비를 해야 하는지 등을 가장 잘 알기 때문입니다.

이 환자들은 모두 성인입니다. 하지만 나는 생후 18개월 된 아기에게 저용량 날트렉손LDN[85]을, 그만큼 어린 다른 아이들에게 리스토어Restore[86]를 준 적이 있는데 대개 좋은 효과를 보았습니다. 중요한 것은 백신이나 자가 면역 혹은 면역 체계 불균형 장애로 손상을 입었거나 손상이 의심되는 사람은 반드시 면역 관련 질환 이해와 치료에 숙달된 의사와 먼저 상담한 뒤, 계속 진료를 받으면서 경과를 지켜보아야 한다는 것입니다. 영유아들에겐 특히 중요한 문제입니다. 그렇게 어린 아이들은 자가 면역 분야의 전문 지식과 함께 그 아이의 상황과 특성에 따른 맞춤 치료를 해 줄 사람이 필요하기 때문입니다.

〔사례 1〕

나는 여러 해 동안 극심한 증상과 함께 아무런 기능을 할 수 없게 만드는 수포창을 앓아 왔습니다. 이 자가 면역 질환은 피부와 점막을 공격합니다. 입안과 목 안쪽을 포함한 온몸 전체에 커다랗고 통증이 심한 물집이 올라왔습니다. 몇 군데 상처는 크게 벌어져 속살이 드러날 정도였습니다. 피부는 보기 흉할 뿐 아니라 극도로 예민해졌습니다.

살짝 스치기만 해도 새로운 물집이 생길 지경이었습니다. 걸을 수 없을 정도로 상태가 악화되자 침대에 누워 지낼 수밖에 없었고, 몸은 갈수록 쇠약해졌습니다. 이러다 곧 죽을 것 같다고 느끼는 순간이 적지 않았습니다. 하지만 관행적 치료를 따르고 싶지는 않았습니다. 면역 체계를 더 약하게 만드는 치료 방식이 이치에 맞지 않는다고 느꼈기 때문입니다. 그리고 일반 의사들은 이 병을 불치병이라고 생각했습니다. 나는 이 질환이 치료 불가능하다는 말을 믿지 않았습니다.

과학자인 나는 손에 넣을 수 있는 모든 자료를 읽고 다양한 치료법을 조사했습니다. 하지만 어떤 방법도 성과가 없었습니다. 영양제와 식이 요법 분야에서 이름난 '자연 요법' 의사 두 명도 만나 보았지만 시간 낭비에 불과했고 아무 차도가 없었습니다. 그러다가 우연히 프라이스Price 박사의 글을 읽고 크게 흥미를 느껴 그 방향으로 치료하는 의사를 찾다가 코완 박사를 만나게 되었습니다. 처음 상담할 때 코완 박사가 내 질환을 대하는 태도를 보면서 나는 희망을 가질 수 있었습니다. 코완 박사의 권유로 갭스GAPS 식이 요법을 시작했고, 우리는 면역 체계 강화에 가장 좋은 방법을 찾는 과정에서 저용량 날트렉손을 포함한 몇 가지 방법을 시도해 보았습니다. 지금까지 상당 기간 날트렉손을 복용해 오고 있는데, 물집과 상처를 줄이는데 큰 도움이 되었다고 느낍니다. 지금은 날트렉손과 갭스 식이 요법 외에 초유와 몇 가지 보충제를 복용하고 있습니다.

이제는 수포창에서 해방되었습니다. 몸 어디에도 물집이 없고, 피부와 벌어진 상처는 모두 나았습니다. 머리부터 아래쪽으로 회복되어 가는 중으로, 무릎까지의 피부는 이제 정상입니다. 무릎에서 발끝까지도 많이 나았습니다. 계속 좋아지고 있기 때문에 곧 상체만큼 좋아질 거라 확신합니다. 기력도 많이 회복되었습니다. 현재는 운동과 물리 치료를 병행하면서 다시 걸을 수 있기를 고대하고 있습니다. 코완 박사께 얼마나 감사한지 모릅니다. 얼마 전까지도 의사들이 치료 불가능하다고 말하는 자가 면역 질환을 앓던 상태를 생각하면 지금의 내가 기적처럼 느껴집니다.

〔사례 2〕

오늘은 2009년 새해 첫날, 나는 얼마 전 38살이 되었다. 나는 지금 행복하다. 마침내 남편 릭과 내가 우리 인생에 아기를 맞아들여도 좋겠다고 느끼는 지점에 이르렀기 때문이다. 나는 정말 아이를 갖고 싶다. 몇 달 뒤 임신한 내 모습을 상상해 본다.

우리는 북부 지역에 사는 친지를 만나러 갔다. 그리고 그날 나는 사촌이 새로 구입한 온수 욕조를 사용해 볼 겸 사촌 집에 찾아갔다. 즐거운 시간이었지만 그날 밤 나는 한숨도 자지 못했다. 온수 욕조에서 나온 화학 물질 때문인 것 같다. 약에 취한 것 같은 느낌이다. 이것이 앞으로 겪게 될 기나긴 고난의 예고편이란 생각은 전혀 하지 못했다.

곧 심한 불면증이 일상이 되었다. 밤 10시부터 12시까지 잠깐 눈을 붙일 때도 있지만 12시부터 새벽 4~5시까지는 말똥말똥 눈을 뜨고 침대에 누워 있다. 그러다 어느새 잠깐 잠이 들었다가 간신히 일어나 출근 준비를 한다.

어쩌다 잠이 들면 온몸이 땀에 흠뻑 젖은 채 잠에서 깬다. 침대 시트가 흥건할 정도다. 폐경기 증상이 일찍 찾아온 것일까? 그 생각이 들면 너무 무섭다. 나는 정말 아이를 갖고 싶다. 뭔가 잘못되었음을 인정하는 대신 부정하기 시작했다. 현명한 짓은 아니지만 이런 상황에서 내가 전형적으로 보이는 행동이다. 한밤중에 깨어 있을 때는 심장이 쿵쿵 뛰는 소리가 들린다. 지금 누가 나를 본다면 심장이 펄떡대는 모습이 눈에 보일 정도일거란 생각을 한다.

다른 증상도 생겼다. 근육 통증과 관절 통증, 낮 동안 극심한 피로, 만성적인 메스꺼움, 안절부절못하는 느낌과 불안. 나보다 20kg은 더 나가는 남편과 비슷한 양을 먹는데도 살이 전혀 찌지 않는다. 내가 이 상태를 설명할 때 흔히 하는 비유로 몸 안의 모터가 엄청나게 빠른 속도로 돌고 있는 느낌이다. 정지 스위치가 고장 난 것 같다.

기분이 정말 거지 같다. 부정하는 데도 상당한 수준의 독창성과 헌신이 필요한 것 같다. 사실 몸이 너무 좋지 않아서 상태를 인정하지 않기 위한 전략도 점차 바닥나고 있다.(정말 다행이다!) 지푸라기라도 잡는 심정으로 주치의와 약속을 잡는다. 의사는 내게 아무 문제가 없다고 말한다. 검사 결과는 괜찮아 보인다. 호르몬 수치도 정상이다. 내가 겪는 증상이나 명백한 임신 불능 상태에 대해 의사는 아무 이유도 찾지 못한다. 나는 충격과 혼란에 빠졌다. 한편으로는 안심이 되기도 했다. 어쩌면 내가 생각하는 것만큼 나쁜 상황은 아닐지도 몰라. 다시 현실을 부정할 핑계를 만들어 주셔서 정말 고마워요, 의사 선생님! 내년에 상태가 좀 나아지면 식단 조절도 하고, 운동 계획도 바꾸고, 몸에 맞는 다른 허브도 찾아봐야지. 생활 습관만 좀 바꾸면 될 것 같기도 하다. 그러면 몸이 가벼워지고 임신도 할 수 있을 거야. 천만에 말씀! 건강이 갈수록 나빠졌고 임신도 계속 실패하면서 낙심이 커져만 갔다.

2010년. 1년 동안 임신하려고 애를 썼다. 완전히 탈진해서 손가락도 까딱하기 힘든 날도 있다.(이런 상태에서 어떻게 엄마가 될 생각을 하느냐는 질문은 사양이다. 몸만 엉망이 아니라 생각도 엉망이니까) 어느 날 밤인가는 너무너무 자고 싶은데 잠 올 기미는 없고 머리는 멍한 상태로 누워 있다가, 갑자기 발로 마구 벽을 걷어차며 엉엉 울었다. 너무나 두렵고 외롭고 절망적이다. 계속 이렇게 못 자면 미쳐 버릴 것 같다.

치료 및 회복

릭과 나는 기능 의학 전문의이자 침술사인 의사와 약속을 잡았다. 그녀는 몇 달 전 내 주치의와 똑같은 검사를 하더니 내가 자가 면역성 갑상샘 질환을 앓고 있다고 했다. 나는 그 검사 결과를 주치의에게 가져가 기능 의학 의사가 한 이야기를 전했다. 그녀는 회의적인 표정이다. 그 검사 결과로는 자가 면역성 갑상샘 질환이라 할 수 없다고 한다. 나는 갑상샘 항체 수치가 아주 높은 점을 지적했다. 그래도 그 수치가 자가 면역성 갑상샘 질환을 의미하지는 않는다고 한다. 분명히 침술사가 자기보다 더 많이 안다고 생각하는 것이 불쾌한 눈치다. 나는 내분비 전문의를 만나 보게 해 달라고 요청했고 그녀는 마지못해 의뢰서를 써 주었다.

내분비 전문의는 내가 그레이브스병에 걸렸다고 했다. 자가 면역성 갑상샘 기능 항진증일 뿐 아니라 죽을 수도 있다고 한다. 그 사람은 갑상샘을 방사능으로 절제하거나, 갑상샘 기능을 억제하는 독성 약물을 복용하는 방법이 있다고 말한다. 그 단어들이 진료실 주변을 둥둥 떠다닌다. 나는 어느 한 단어도 내 마음에 내려앉는 것을 허락하지 않았다. 내 안의 모든 목소리가 외친다. 안 돼, 그럴 순 없어, 절대 안 돼. 의사는 임신을 원하는 사람에게는 둘 다 선택지가 될 수 없음을 인식시켜 주었다. 나는 충격에 빠졌다. 복도로 나가서 울기 시작했다.

2010년 5월, 남편이 코완 박사를 찾아가 보자고 한다. 저용량 날트렉손 치료를 하는 사람이란다. 한번 만나 보자.

코완 박사는 그레이브스병을 저용량 날트렉손으로 치료하는 건 변수가 많다고 한다. 하지만 아일랜드 의사들이 불임 치료에 저용량 날트렉손을 사용한다고도 했다. 그는 저용량 날트렉손 복용과 함께 갭스 식이 요법도 병행하자고 한다. 그건 전에도 해 본 적이 있다. 나는 당장 식단을 바꿨다. 침도 맞고 허브 요법도 한다. 저용량 날트렉손이 도착했을 때 빨리 시작해 보고 싶어 몸이 달았다. 코완 박사는 내게 일반 복용량의 절반에서 시작하자고 제안했다. 그리고 아침에 먹으라고 했다. 잠은 아주 중요한 문제고, 약 때문에 수면에 방해를 받는 사람이 있기 때문이라고 했다. 나는 희망에 차서 첫 번째 반쪽짜리 알약을 먹었다. 다음날 완전히 새사람이 된 것 같은 기분이었다. 정말이다.

갭스 식이 요법과 저용량 날트렉손 복용을 시작한 지 두어 달도 안 되어 증상이 완전히 사라졌다. 이렇게 감쪽같이 사라지다니 기적처럼 느껴진다. 처음 2주 동안은 두통과 함께 정신없고 괴상한 꿈을 꾸었다. 2주가 지나자 진정되기 시작했다. 다시 밤에 잘 수 있다. 잠자면서 땀 흘리는 것이 점차 줄고 기운도 회복되었다. 더 이상 끊임없는 통증과 메스꺼움으로 몸부림치지 않는다. 심장 박동이 느려졌다. 아직도 가끔 그럴 때가 있지만 빈도는 분명히 줄었다. 내분비 전문의는 일반적인 치료를 받지 않고 그렇게 좋아진 데 충격을 받았다. 이런 경험은 처음이라고 한다. 내 갑상샘 수치는 정확히 내분비 전문의가 생각하는 적정선이다. 의사는 놀라면서도 기뻐해 주었다. 그게 뭐든 지금 하던 치료를 계속 하라고 한다. 그렇게 말하면서도 더 알려고 하지 않는 것이 참 이상했다.

2010년 11월, 드디어 임신을 했다. 얼마나 기쁜지 모르겠다. 12월이면 마흔 살이 될 것이다. 건강하게 임신을 하고 생일을 맞을 생각을 하니 정말 행복했다! 코완 박사는 임신을 하면 LDN을 끊는 것을 고려해 보라고 제안했다. 그럴 자신은 없다. 불임 치료에 저용량 날트렉손을 사용하는 아일랜드 의사들의 자료를 읽어 보았다. 그들의 말에 따르면 저용량 날트렉손 치료를 수년째 해왔는데, 임신 중 저용량 날트렉손을 복용한 여성의 아기가 다른 아기들과 유일하게 다른 점은 더 건강해 보이는 것뿐이라 한다! 코완 박사의 도움을 받아 나는 임신 기간 내내 저용량 날트렉손을 복용하고 있고 몸 상태도 아주 좋다. 갑상샘 호르몬 수치도 임신 기간 내내 완벽했다.

그로부터 9개월 뒤, 나는 건강하고 튼튼한, 몸무게 3.6kg의 아기를 집에서 출산했다. 모유가 충분해서 3년 동안 모유를 먹였다. 6년이 지난 지금도 나는 저용량 날트렉손을 복용하고 갭스 식이 요법을 한다. 이제 그것은 특별식이 아니라 일상식이 되었다. 이제는 아무 증상도 없다. (곡류나 당분을 많이 먹으면 다시 증상이 나타나기도 한다) 지금 누리는 건강과 사랑하는 건강한 아기를 볼 때마다 언제나 감사한 마음이 든다.

치료법

1. 코완식 자가 면역 식이 요법 혹은 갭스 식이 요법

앞의 두 환자는 엄격한 갭스 식이 요법을 따랐고, 이는 그들의 자가 면역 질환 치료에 중요한 요소였습니다. 12장에서 소개할 코완식 자가 면역 식이 요법은 표준 갭스 식이 요법의 변형입니다. 둘 다 근본적으로 음식을 이용해서 미생물 군집과 장내벽의 무너진 균형을 회복하려는 시도입니다. 1940년 중반부터 위장관 장애를 치유하는 전략으로 같은 맥락의 여러 치유 식단이 나왔습니다.

갭스 식단의 목표는 장 내벽 세포의 건강 회복입니다. 그 세포들은 이당류 분해 효소라는 효소를 생산하고, 흔히 녹말이라 부르는 이당류를 소화하는 역할을 합니다. 미생물 군집이 제 기능을 하지 못하면 장의 융모(장벽을 덮은, 아주 가느다란 머리카락 같은 돌기)들이 뭉툭해집니다. 그렇게 무뎌지면 이당류 분해 효소를 합성하는 능력이 손상되어 이당류를 분해할 수 없기 때문에 녹말을 소화시키지 못하게 됩니다.

그런 상태에서 이당류를 함유한 음식(곡류, 콩, 혹은 감자처럼 전분 함량이 높은 식품)을 계속 섭취하면 불완전하게 소화된 찌꺼기가 위장관에 남아서 장 내강內腔에 정상적으로 존재하는 적은 수의 효모균과 병원균의 먹이가 됩니다. 그러나 이는 미생물 군집을 더 약화시켜서 장 내벽의 침식과 융모 손상이 한층 가속화되는 한편, 이당 분해 효소 합성과 녹말 소화 능력은 더 떨어집니다. 이 악순환을 끊을 수 있는 유일한 방법은 식단에서 이당류를 완전히 제거하고 글리포세이트처럼 장 기능을 약화시키는 독소를 피하는 동시에, 미생물 군집이 건강과 다양성 회복을 위해 고안된 식이 요법을 따르는 것입니다.

코완식 자가 면역 식이 요법에서는 처음 6개월 동안 식단에서 모든 이당류를 제거합니다. 회복이 더디면 이 기간이 더 길어질 수도 있습니다. 그러면서 매일 건강한 지방, 적정량의 리크[87]를 포함한 다양한 채소과 젖산 발효 식품을 섭취하면서 장내 미생물에 영양을 공급합니다. 젖산 발효 식품에는 사우어크라우트처럼 식물성 원료로 만든 것과 24시간 발효한 요구르트나 케피르처럼 동물성 원료로 만든 것이 있습니다. 젖산 발효 식품을 만들 때 참고할 만한 좋은 자료로 산도르 카츠Sandor Katz의 『야생 발효Wild Fermentation』, 나타샤 캠벨-맥브라이드Natasha Campbell-McBride의 『장과 심리 증후군Gut and Psychology Syndrome』, 샐리 팔론 모렐Sally Fallon Morell과 메리 G. 에닉Mary G. Enig의 『영양이 풍부한 전통 밥상Nourishing Traditions』 등이 있습니다.

장 내벽 건강 회복을 위한 주요 수단은 젤라틴이 풍부한 뼈 육수를 매일 마시는 것입니다. 젤라틴은 장내 세포가 연료로 사용하는 아미노산의 훌륭한 공급원으로, 내장 기관 회복과 가장 관련이 깊은 전통 식품입니다. 전통적으로 위장에 염증이 생기면 닭 육수를 고아 마시게 했습니다. 젤라틴이 풍부한 육수를 내는 것은 어떤 동물이든 괜찮지만 유기 축산 및 목초지 방목 방식으로 키운 뼈여야 합니다. 관행적 방식으로 사육한 동물은 숨은 글리포세이트의 원천이 될 수 있기 때문입니다.

건강한 지방을 중심으로 식단을 구성하세요. 건강한 지방에는 풀 먹고 자란 소의 버터, 기[88], 방목 사육한 돼지비계, 코코넛오일, 유기농 생 올리브오일 같은 것들이 있습니다. 그와 함께 풀을 먹이거나 방목한 달걀과 고기, 자연산 생선, 다양한 채소, 적은 양의 신선한 과일, 씨앗, 견과류가 코완의 자가 면역 식이 요법의 핵심입니다. 이당류를 함유한 음식을 제한하면서 이런 식단을 6개월간 유지했다면 장내 미생물 군집 회복과 건강 개선이 이미 많이 진행되었을 것입니다.

II. 저용량 날트렉손 용법

나는 여간해선 약물을 처방하지 않습니다. 유일한 예외가 저용량 날트렉손인데, 벌써 20년 가까이 치료에 사용해 왔습니다. 그동안 저용량 날트렉손을 처방하면서 관찰한 효과는 내가 아는 다른 어떤 치료법과도 비교할 수 없습니다.

날트렉손은 1960년대에 처음 합성되었습니다. 베트남 전쟁에 참여했다가 미국으로 돌아온 참전 군인들 중에 헤로인을 과다 복용한 사람들을 위한 해독제를 찾는 과정에서 나온 약입니다. 날트렉손은 일종의 아편 수용체 억제제로, 주로 뇌, 척수, 소화관에 위치한 아편 수용체를 차단해서 아편류의 활동을 억제합니다. 날트렉손은 '작용agonist' 효과가 낮습니다. 다른 말로 설명하면, 메타돈 같은 약물과 달리 자체로는 아무런 아편 효과도 내지 않으면서 효과적으로 아편류의 작용을 차단합니다. 시간이 지나면서 '나르칸'이라는 상표명으로 알려지게 된 날트렉손은 헤로인 과다 복용 상태를 역전시킬 때 우선 선택되는 약이 되었습니다. 이 약은 수많은 생명을 구하는 큰 성공을 거두었으며, 이러한 효능으로 오늘날까지 계속 이용되고 있습니다.

1970년대와 1980년대에 임상의와 연구자들은 급성 과다 복용뿐 아니라 아편류(와 알코올) 중독 치료를 위해 날트렉손을 연구하기 시작했습니다. 보통 하루에 50mg을 복용하면 아편류의 향정신성 효과(환각 효과)를 대체로 차단할 수 있습니다. 처음에는 괜찮은 전략으로 보였지만 궁극적으로는 대부분의 환자가 중독 치료에 실패하고 말았습니다. 이 약을 먹으면 기분이 너무 나빠지기 때문에 많은 중독자가 약을 복용하는 것을 거부했기 때문입니다.

이로써 날트렉손의 역할은 아편류 과다 복용 시 단시간 작용하는 해독제로 끝났을 수도 있습니다. 왜 날트렉손을 사용한 중독자들이 하나같이 그렇게 지독한 불쾌감을 호소하는지 의문을 품은 일부 영민한 임상의와 연구자들이 없었다면 그렇게 되었을 것입니다. 그들은 질문들을 따라가다가 마침내 엔도르핀이란 물질을 발견하고 이해하게 되었습니다. 엔도르핀은 본질적으로 내생성內生性, 즉 신체에서 자체 생성하는 아편입니다. 헤로인을 비롯한 아편류가 인간에게 효과를 발휘하는 건 우리가 아편 수용체를 가지고 태어났기 때문이 아니라, 아편류와 결합할 수 있는 엔도르핀 수용체를 가지고 태어났기 때문입니다. 엔도르핀 수용체는 인간 신체, 그중에서도 신경계와 면역계 세포에서 가장 흔히 볼 수 있는 수용체 중 하나이며, 우리 신경계, 면역계와 정서 영역에서 아주 중요한 요소입니다. 수용체를 차단하는 방법으로 엔도르핀 효과를 차단하면 (하루 50mg의 날트렉손 복용으로 가능) 신경계, 면역계, 정서 영역 기능 장애가 일어나게 됩니다.

앞서 말한 것처럼 날트렉손의 역할이 해독제로 끝날 뻔했으나, 버나드 비하리Bernard Bihari라는 한 예리한 뉴욕시 의사는 자기 환자들 가운데 에이즈와 림프종 환자처럼 면역 체계가 심각하게 손상된 사람들 대다수가 헤로인, 아편 중독자라는 판단에 이르렀습니다. 혹시 그들이 신체 내부 엔도르핀을 외인성 아편류(주로 헤로인)로 대체했기 때문에 면역 기능에 장애가 생긴 건 아닐까? 그래서 그는 면역 기능 장애 관련 질병을 앓는 환자들의 엔도르핀 수치를 높일 방법을 찾기 시작했습니다.

여러 해 동안 실험을 거듭한 끝에 비하리는 아주 적은 양의 날트렉손을, 특히 잠자리에 들기 직전에 투여하면 환자들의 면역 기능과 건강 전반이 눈에 띄게 호전된다는 것을 발견했습니다. 린다 엘스굿Linda Elsegood은 저서 『저용량 날트렉손 책The LDN Book』에서 저용량 날트렉손을 사용해서 혈액 내 엔도르핀 수치를 높이는 방법이 면역 기능 향상, 항체 수치 감소와 더불어 여러 자가 면역 질환을 완화하는 효과가 있다는 연구를 상세히 소개합니다.

저용량 날트렉손은 약물을 이용한 일종의 속임수지만 효과는 탁월합니다. 고용량 날트렉손과 마찬가지로 저용량 날트렉손은 아편 및 엔도르핀 수용체를 차단합니다. 차이는 아주 저용량이기 때문에 날트렉손 차단 효과가 몇 시간밖에 지속되지 않으며, 환자가 잠을 자는 동안 발생한다는 것뿐입니다. 그동안 신체는 수용체 봉쇄를 극복하기 위해 자체 생성 아편인 엔도르핀 생산을 늘립니다. 아침에 일어났을 때 환자는 혈액 속 엔도르핀이 증가한 상태기 때문에, 신나게 달리기를 하거나 침술 요법을 받았을 때 혹은 초콜릿을 먹었을 때처럼 활력이 넘치면서 몸이 편안하고 좋다는 느낌을 받게 됩니다.

더 중요한 것은 단지 기분만 좋아지는 것이 아니라 면역 기능이 눈에 띄게, 보통 극적인 수준으로, 그리고 거의 복용 직후부터 개선되고 정상화됩니다. 구체적으로 말하자면, 저용량 날트렉손은 세포 매개 반응을 자극하는 한편 체액성 면역 반응을 진정시켜서 항체 수준을 낮추는 것으로 보입니다. 우리가 자가 면역 질환 치료에서 얻고자 하는 바로 그 상태인 것입니다. 세포 매개 활동이 일어난 결과, 환자는 더 효율적으로 해독할 수 있고 자가 면역 질환의 특징인 만성 염증 반응과 관련된 항체 수치가 낮아집니다.

지난 수십 년 동안 나는 수백 명의 환자를 식이 요법과 저용량 날트렉손 조합으로 치료했습니다. 이들 중 많은 수가 다양한 자가 면역 질환에서 완전히 회복했습니다. 내가 이 방법으로 치료한 자가 면역 질환의 가장 흔한 형태는 크론병, 궤양성 대장염, 건선, 하시모토 갑상샘염, 천식, 습진, 다발 경화증입니다. 저용량 날트렉손을 사용한 환자 연령은 18개월 아기부터 80대 환자까지 다양했습니다. 그중에 소아 류머티즘 관절염을 앓던 아기가 있었는데, 3개월 만에 증상이 완전히 가라앉았고 7년이 지나도록 재발하지 않았습니다. 저용량 날트렉손 요법을 사용하는 동안 간 효소 상승이나 발진을 포함한 어떤 유의미한 부작용이나 합병증을 보지 못했으며, 드물게 불면증을 호소하는 경우가 있었지만 용량을 낮추면 대개 해결되었습니다.

경험에 따르면 투여량은 낮을수록 좋습니다. '표준' 용량은 잠자리에 들기 전 4.5mg이지만 나는 보통 1.5mg으로, 특히 어린 환자들은 그보다 낮게 시작했습니다. 환자가 긍정적 반응을 보이면 적어도 1년 동안 그 용량을 유지합니다. 한 달이 넘도록 아무 반응이 없으면, 보통 한 달 동안 3mg으로 용량을 늘린 다음, 반응을 관찰합니다. 석 달째에도 여전히 아무 반응이 없으면 4.5mg으로 용량을 늘리고 6개월 동안 지속합니다. 식이 요법과 저용량 날트렉손을 병행해도 6개월간 이렇다 할 증상 개선이 없는 환자가 20% 정도는 되었습니다. 대개 장기간 프레드니손 치료를 받거나 다른 면역 억제제를 복용한 환자들의 경우가 그렇습니다. 이 경우엔 길게는 1년까지 치료를 계속하면서 지켜보다가 결국 이 방법이 그들에게 도움이 되지 않는다는 결론을 내리기도 합니다.

호전 반응을 보인 80%의 사람들은 이 치료법 덕분에 인생이 달라졌다고 말하기도 합니다. 이들에 대해선 보통 저용량 날트렉손 요법을 최소 3년간, 그리고 기존에 복용하던 모든 약을 최소 1년 이상 확실히 중단할 때까지 지속합니다. 그 시점에 이르면 저용량 날트렉손을 중단하고 환자의 반응을 평가해 볼 수 있습니다. 환자들 중에는 지속적인 효과를 보지만 부작용이나 독성이 전혀 없는 상태로 LDN을 10년 이상 복용하는 경우도 있습니다. (이들은 그러다 간이 상할 거라는 잘못된 조언을 의사에게 종종 듣습니다)

가끔씩 2주 정도 치료를 쉬었다가 다시 시작할 필요가 있는 환자도 있지만, 그런 경우는 극히 드뭅니다. 그동안 계속해온 저용량 날트렉손 관련 연구와 개인적 경험을 토대로, 나는 자폐증, 루푸스, 하시모토 갑상샘염, 류머티즘 관절염을 포함한 자가 면역 질환을 앓는 모든 환자가 한번쯤은 코완식 자가 면역 식이 요법과 저용량 날트렉손 요법을, 가능하면 일반적인 독성 치료를 시작하기 전에 시도해 볼 필요가 있다고 확신합니다.

코완식 자가 면역 식이 요법과 저용량 날트렉손 요법이 모든 자가 면역 질환에 대한 내 치료법의 토대입니다. 이와 함께 백신, 아세트아미노펜과 항염증제를 완전히 피해야 합니다. 그 밖에도 환자들에게 자연에서 많은 시간을 보내고 햇볕을 많이 쬘 것을 권합니다. 맨발로 해변 걷기 같은 방식이 특히 좋습니다. 이 정도면 지금껏 앓던 증상을 획기적으로 개선하기에 충분한 경우가 대부분입니다. 물론 이 밖에도 내가 치료에 사용하는 다른 천연 의약품과 중재 방법들이 있습니다. 이에 관해 계속 살펴보겠습니다. 이 방법들 역시 여러 증상에 효과가 있기 때문입니다.

III. 리스토어 요법

버지니아주의 잭 부시 박사와 연구팀이 개발한 리스토어는 토양에서 추출한 보충제로 조눌린 수치를 떨어뜨려 장 내벽을 통한 누출을 경감시킵니다. 조눌린은 2000년에 발견하고 특성을 알아 낸 단백질입니다. 조눌린은 장 내벽 투과성을 조절하고, 이상적인 상황에서는 항원과 독소 흡수를 막는 역할을 합니다.[89] 글리포세이트와 백신 내 일부 성분은 장내 조눌린 농도를 높입니다. 이는 본질적으로 장벽의 작은 구멍들을 향해 문을 열라고 '말하는' 것입니다. 장 내벽에 틈을 만들라는 신호가 과도해진 결과, 장 내막에 구멍이 너무 많아지면서 자가 면역 기능 장애가 시작됩니다.

리스토어는 조눌린 농도를 낮추고 장벽을 봉쇄하는 방식으로 작용하는 것 같습니다. 이 요법을 써서 특히 효과를 본 경우는 습진과 천식을 앓는 어린이 환자들이었습니다. 이는 음식 알레르기 및 백신 노출과 연결된 전형적 질환입니다. 한 달 안에, 그동안 글리포세이트 함유 식품을 완전히 피하고 (요즘은 쉬운 일이 아니지만 최대한) 하루 세 번 식사 30분 전에 리스토어를

1/2~1 티스푼씩 복용할 때, 환자들의 습진과 천식이 깨끗이 사라지는 것을 보았습니다. 리스토어는 자가 면역 질환의 근본적 병리 현상인 '새는 장'에 효과가 있으며, 어떤 종류건 자가 면역 질환을 앓는 사람은 누구나 고려해 볼 가치가 있습니다.

IV. 초유

자연 의학이 추구하는 최고의 상태는 신체 고유의 치유 전략을 재현하는 것입니다. 신체가 고름을 이용해 가시를 제거하려고 애쓸 때, 우리가 할 수 있는 최고의 치료는 가시를 뽑아서 신체의 일을 덜어 주는 것입니다. 우리의 노력을 신체가 알아본다는 증거는, 보통 몇 시간 안에 고름이 없어지는 것으로 드러납니다. 신체가 직접 가시를 제거하기 위해 영웅적 수단(고름, 발열을 비롯한 면역 활성화 반응)을 동원할 필요를 우리가 없애주면, 상황은 저절로 잠잠해지고 신체는 꺼냈던 큰 무기들을 거둬들일 것입니다.

자가 면역 질환에서 신체가 원하는 것은 건강한 장 생태계의 회복입니다. 건강한 상황에서 개인의 미생물 군집은 출산 과정에서 엄마의 산도를 통과하면서 형성됩니다. 이 과정에서 아기는 엄마의 질 분비물을 삼키는 방식으로 자기 미생물 군집과 면역 체계의 토대에 '씨앗'을 뿌립니다.

그런 다음 멋지고도 경이로운 일이 일어납니다. 생후 이삼일 동안, 양분이 절실히 필요할 것 같은 그 시기에 아기는 영양과 별 상관없는 음식인 초유를 먹습니다. 그리고 말 그대로 모든 포유류의 생존에 초유는 절대적 요소입니다. 대체 어떻게 된 일일까요? 초유의 역할은 주로 미생물 집단 형성에 필요한 영양소와 성장 인자를 공급하는 것입니다. 즉 포유류 새끼는 자기 몸을 위한 양분 섭취보다 미생물 군집을 수립하고 거기에 양분을 공급하는 일을 먼저 해야 한다는 것입니다. 곰곰이 생각해 보면 놀라운 일이 아닐 수 없습니다. 우리는 자신을 위한 음식을 먹기 전에 먼저 박테리아에게 먹이를 주고 있는 것입니다. 그렇게 하는 이유는 박테리아가 우리 생존에 그만큼 중요하기 때문입니다. 이 박테리아들이 앞으로 성장할 우리 면역 체계의 토대입니다. 미생물이 기분 좋게 배를 채우고 나면, 혹은 적어도 안정적으로 자리 잡기 시작하면 그제야 모유가 들어오고 아기는 모유에서 필요한 양분을 섭취합니다. 돼지, 말, 고양이와 개를 비롯한 많은 포유류는 초유를 먹지 못하면 생존 자체가 어렵습니다. 인간 아기는 어떻게 해서든 살아남겠지만, 장내 미생물 군집은 평생 제대로 기능하지 못할 수 있습니다.

장내 미생물군이 손상된 사람은 매일 생초유 또는 분말형 초유를 마시는 것이 좋습니다. 가능하면 생초유를 권합니다. 아예 마음먹고 미생물 군집과 면역 체계 기초가 확립되는 출산 직후기를 모방해서 2~3일 동안₉₀ 초유만 먹는 초유 단식을 할 수도 있습니다. 신선한 초유를 구하는 것이 많은 사람에게 쉽지 않은 일입니다. 그래서 적당한 대용품으로 분말형 초유를 추천합니다. 일반적인 복용량은 9세 이하 어린이는 하루 2~3회 한 티스푼씩, 성인과 9세 이상 어린이는 하루 2~3회 한 큰 술씩입니다.

V. 장기 제제(臟器製劑, organ preparation)

자가 면역의 악순환이 계속되게 만드는 요인 중 하나가 해당 조직의 염증성 파괴입니다. 하시모토 갑상샘염의 갑상샘, 류머티즘 관절염의 연골처럼 염증으로 파괴된 조직의 핵 물질(DNA 포함)이 혈액으로 유출됩니다. 신체는 그 핵 물질에 대한 항체를 생산하고, 그 항체는 계속해서 해당 조직에 더 많은 염증을 유발합니다. 이 과정이 끝없이 이어집니다.

이 악순환을 끊는 한 가지 방법은 일종의 미끼를 사용하는 것입니다. 많은 항체가 내장을 둘러싼 림프 조직인 파이어 반점에서 생성됩니다. 따라서 항체의 공격 대상인 조직과 동일한 동물의 조직을 먹으면, 파이어 반점이 경구 섭취한 조직을 공격하는 항체를 생산하고 원래 조직은 내버려 둘 가능성이 있습니다. 이 기법을 경구 면역 관용 치료라고 부릅니다.

예를 들어 하시모토 갑상샘염이나 그레이브스병의 표적 조직은 갑상샘입니다. 따라서 환자가 소의 갑상샘 추출물을 경구 섭취하면 그 세포와 DNA가 아주 비슷하기 때문에 모든 공격이 환자의 갑상샘을 향하는 대신 일부는 추출물을 향하게 됩니다. 이 틈에 환자의 갑상샘은 회복할 기회를 얻습니다. 이 방법은 많은 환자의 갑상샘 기능 복구에 큰 도움을 준다는 것이 입증되었습니다. 나는 주로 캘리포니아에 본사를 둔 '알레르기 리서치Allergy Research'라는 회사에서 생산한, 목초에서 사육한 소의 장기 제제를 사용합니다. 캡슐로 된 장기 제제는 식사와 식사 사이, 공복에 하루 2~3회 1~4개씩 복용하는 것이 좋습니다.

이것이 내가 기본적으로 사용하는 자가 면역 치료 과정입니다. 상황에 따라 특정 환자에게 필요한 허브나 영양제 혹은 음식을 추가할 때도 있습니다. 하지만 남녀노소 상관없이 환자의

90% 이상은 여기 소개한 방법만으로도 자가 면역 증상과 건강 개선에 눈에 띄는 효과를 보기에 충분했습니다.

12 chapter

코완식
자가 면역 식이 요법

코완식 자가 면역 식이 요법은 지금까지 이 책에서 설명한 자가 면역 질환의 병인학에 근거해서 나온 프로그램입니다. 예를 들어, 자가 면역 질환 발현의 첫 번째 단계 중 하나는 장내 미생물 군집 훼손입니다. 이는 적절한 식단을 통해 해결할 수 있는 문제입니다. 또 다른 요인은 장 융모 상태 악화입니다. 이 또한 적절한 식단을 통해 해결할 수 있습니다. 코완식 자가 면역 식이 요법 원리는 전혀 특이하거나 새로운 것이 아닙니다. 갭스 식이 요법, 자가 면역 팔레오 식이 요법, 왈즈 치료법[91]도 동일한 원리에서 나온 훌륭한 식이 요법들입니다. 나는 여러 해 동안 자가 면역 질환 환자들을 치료하면서 이 식단들을 시도해 봤고 효과를 거두었습니다.

내 치료법이 이들과 조금 다른 측면이 있다면, 나는 자가 면역 질환 환자를 치료하는 의사로서만 이 문제를 고민해 온 것

치료 및 회복

이 아니라 텃밭을 가꾸는 농부의 눈으로도 보아 왔다는 점입니다. 건강한 먹거리를 가꾸는 일에 많은 관심을 갖고 고민해 오던 끝에 지금은 가족과 함께 사업체 '코완 박사의 텃밭Dr. Cowan's Garden'을 설립, 운영 중이기도 합니다. 식물을 가꾸고 그 식물이 자라는 토양을 돌보는 과정에서 그동안 해 온 어떤 독서와 공부보다 먹거리와 치유의 본질을 더 많이 배울 수 있었습니다. 건강에 관해 이론적으로 사고하고 연구하는 것과 텃밭의 작물들이 인공 압축 토양 때문에 힘들어 하는 모습을 지켜보는 것은 전혀 다른 경험입니다.

내가 제시하는 또 다른 관점은 물의 중요성에서 기인합니다. 신체를 구성하는 분자의 99.9% 이상이 물 분자입니다. 우리의 건강 상태는 여러 면에서 우리가 세포와 조직 내 물의 구조를 얼마나 잘 형성하고 유지하고 있는지를 보여 주는 결과물입니다. 인간은 복잡한 존재이기에 어떤 요소 하나의 영향만 따로 확인하기란 쉽지 않습니다. 작물도 복잡하긴 마찬가지지만 퇴비 사용법이나 식물에 주는 물을 구조화하는 방법 같은 농법별 효과의 차이가 비교적 쉽게 드러납니다. 그동안 텃밭을 가꾸어 온 경험들을 코완식 자가 면역 식이 요법의 원리 속에 통합시켰습니다.

마지막으로 당부하고 싶은 것은, 이 책의 목적은 분명 자가 면역 질환의 이해와 치료이고 식단 역시 치료법의 일부지만, 그럼에도 삶에서 기쁨을 느끼는 것이 얼마나 중요한지를 결코 잊지 말아야 한다는 점입니다. 음식은 모든 문화와 사회에서 삶의 기쁨을 만끽하는데 빼놓을 수 없는 부분입니다. 맛 외에도 먹음직스러운 냄새와 차림새 같은 음식의 감각적 특성은 이 식이 요법에서 중요한 부분이며 진정한 치유 과정 전체에서 빼놓을 수 없는 요소입니다. 우리가 추구하는 길은 삶을 더 풍요롭고 기쁘고 의미 있는 것으로 만드는 과정이어야 합니다. 그 길을 걷는데 있어 우리 식탁보다 더 좋은 실천의 장은 없습니다. 지금까지 내용을 마음에 품고 이제부터 코완식 자가 면역 식이 요법 원리를 하나씩 살펴보겠습니다.

코완식 식이 요법의 원리

음식의 질

음식에서 가장 중요한 10가지 원칙을 꼽는다면 음식의 질에 관한 문제가 1위부터 9위를 차지해야 하지 않을까요? 살충제, 제초제 사용과 소아마비, 자폐증 같은 질병은 아주 밀접한 관계가 있기 때문에, 자가 면역 질환은 물론, 어떤 종류든 질병을 앓고 있는 사람은 반드시 먹거리의 질에 엄격한 주의를 기울여야 합니다. 여기서 말하는 '품질'에는 건강한 먹거리의 토대인 토양과 목초지 관리뿐 아니라, 채소를 수확하는 적절한 시기나 식품을 저장하고 가공하는 올바른 방법처럼 잘 드러나지 않는 요소까지 들어갑니다.

이 책에서 제안하는 품질의 먹거리를 많은 사람이 용이하게 구할 수 없다는 걸 알면서도 이런 기준을 제시하는 이유는 궁극적으로 우리 사회, 특히 농업 공동체에서 이 원칙을 일상적 관행으로 실천하기를 희망하기 때문입니다. 나는 우리가 음식을 상품으로 대하기를 중단하고, 가장 건강한 먹거리 생산을 위한,

치료 및 회복

보다 창의적인 경제 체제를 개발하여 원하는 사람 모두가 이런 식재료를 자유롭게 이용할 수 있기를 희망합니다. 이 목표에 이르기에는 아직 갈 길이 멀지만, 변화를 촉구하기에 결코 이른 때가 아닙니다.

먹거리의 질이 단지 비타민, 미네랄, 또는 영양소 함량만 의미하지 않습니다. 오랫동안 텃밭을 가꾸어 본 경험을 통해, 거름과 퇴비를 주고 물을 대는 방법에 따라 식재료의 맛과 향이 완전히 달라진다고 확신합니다. 식재료의 풍미를 높이는 방향으로 재배하면 영양소 함량은 저절로 따라온다고 믿습니다. 미각은 우리에게 식재로의 영양소 함량과 밀도에 관한 많은 정보를 전해 줍니다. 진짜 음식, 올바르게 재배한 먹거리만 먹겠다고 결심하고 실천하다 보면, 시간이 쌓이면서 미각과 후각이 깊어지고 먹거리의 질을 알아보는 안목과 감각이 자랄 것입니다. 감각이 자라는 만큼 건강도 좋아집니다. 먹거리의 질에 신경 쓰기로 마음 먹었다면 적당히 타협해서는 안 됩니다. 저급한 먹거리를 완전히 포기해야 한다는 뜻입니다. 다음은 좋은 먹거리의 '규칙'입니다.

1. 가장 좋은 식재료는 올바른 방식으로 채집하거나 야생에서 잡은 것입니다. 이는 채집자나 사냥꾼이 지속 가능한 채집 방법을 알고, 오염된 땅과 물을 피해야 한다는 뜻입니다. 또, 사냥꾼은 인도적 방법으로 사냥감을 죽이고 손질하는 법을 알고 있어야 합니다. 다음으로 좋은 음식은 방목해서 키운 동물이고, 그 다음은 생명 역동 농장이나 소규모 영속 농업 농장에서 재배한 식재료입니다. 그 다음은 소규모 가족 농장이나 자기 집 텃밭에서 유기농으로 재배한 것입니다. 마지막이 대규모 유기농

인증 농장에서 재배한 식재료입니다. 이런 종류의 음식을 찾는
데 도움이 필요하다면 'Weston A. Price Foundation' 쇼핑
가이드는 매우 유용할 수 있습니다.(추천 자료 참고)

2. 음식은 전혀 가공하지 않거나, 오랫동안 내려온 전통 방식으로
가공해야 합니다. 전혀 가공하지 않은 음식이란 텃밭이나
직거래 장터에서 온 신선한 생채소나 오이 같은 것을 말합니다.
전통적 젖산 발효 기법을 포함한 전통 가공법은 음식의 질을 더
향상시키는 경우가 많습니다. 방목해서 100% 목초 사료로 키운
소의 전유全乳로 만든 버터나 발효 유제품(케피르나 요구르트),
그리고 베이컨이나 프로슈토처럼 전통 방식에 따라 염지한
육가공품들이 여기에 속합니다. 음식의 질을 높일 수 있는 또
다른 가공 기법에는 토종 곡식을 바로 갈아서 만든 사우어도우
빵, 씨앗과 견과류를 물에 불리거나 싹을 틔우는 기법, 잉여
농산물로 만든 젖산 발효 음료 등이 있습니다. 샐리 팔론
모렐과 메리 G. 에닉이 쓴 『영양이 풍부한 전통 밥상Nourishing
Traditions』에는 이 밖에도 음식의 질을 향상시킬 수 있는 많은
기법이 실려 있습니다.

3. 마지막은 특히 자기 텃밭이 있는 사람들에게 필요한 원칙입니다.
케일, 상추, 애호박, 고추 같은 잎채소, 열매채소는 가능한 한
아침 일찍 수확해야 하지만, 당근, 비트, 파스닙, 서양고추냉이
같은 뿌리채소는 저녁에 수확하는 것이 가장 좋습니다. 사소한
사항처럼 보일 수 있지만, 오전에는 식물 에너지가 잎에 가장
집중되기 때문에 이때 수확해야 풍미가 높고, 냉장고에도 더 오래
저장할 수 있습니다. 반면, 낮을 지나면서 식물 에너지와 영양의

치료 및 회복

흐름이 뿌리로 들어가기 때문에 뿌리채소는 저녁에 수확할 때 신선도를 오래 유지할 수 있습니다.

대량 영양소

음식의 대량 영양소 함량이란 지방, 단백질, 탄수화물 비율을 말합니다. 식단에서 대량 영양소의 최적 구성을 대략 '좋은 지방은 후하게, 단백질은 적당히, 탄수화물은 조금'으로 정리할 수 있습니다. 수치로 표현하는 것보다 더 좋은 지침은 매끼 충분한 지방을 섭취해야 한다는 것입니다. 가장 좋은 지방은 풀 먹인 소의 버터, 기 버터, 코코넛오일, 올리브오일입니다. 가능한 또 다른 지방(최상품이라면)으로 방목해서 키운 돼지기름, 소기름, 오리기름이 있습니다. 그 밖의 식물성 기름은 추출법과 생산 방식 때문에 선택하기 어려운 경우가 많습니다. 대부분의 씨앗과 꽃은 기름을 추출하기 위해 고온에서 분쇄합니다. 고온 가공은 기름을 산패시키고 영양소를 파괴합니다. 진짜 저온 압착 방식으로 짜낸 기름을, 빛을 완전히 차단하는 기능이 있는 유리병 '미르온Miron'[92] 유리병에 담아 보존하는 것이 가장 좋지만, 그 다음으로 (내가 아는 한) 유일하게 괜찮은 품질의 기름은 '안드레아스 시드 오일Andreas Seed Oil'이라는 회사 제품입니다.(추천 자료에서 '제품' 참고)

단백질은 보통 생선, 고기, 달걀, 전유로 만든 생치즈, 내장육 등의 동물성 식품을 매 끼니 적당량 섭취합니다. '적당량'이란 카드 한 벌 정도의 크기를 말합니다. 그 이상은 불필요하며, 신장에 과도한 부담을 줄 수 있습니다. 이 정도 양의 단백질 외에 끼니마다 양질의 동물성 재료로 만든 수프나 뼈 육수를 섭취합니다. 젤라틴이 풍부한 육수를 모든 사람이 적어도 매일 한 컵씩 먹고, 자가 면역 질환을 가진 사람은 한 컵씩 하루 세 번까지 먹습니다. 뼈 육수에 들어 있는 젤라틴 단백질은 내장을 치유하고 봉합하는데 매우 중요한 역할을 수행하기 때문에 코완 식 자가 면역 식이 요법의 핵심 중 하나입니다. 모든 상업용 동물 사료에 들어 있는 글리포세이트 같은 화학 물질 오염을 피하기 위해, 모든 육수는 100% 목초 사료로 방목 사육한 동물의 뼈로 만들어야 합니다. 이 점에는 어떤 예외도 없습니다.

마지막으로 탄수화물 함량은 낮아야 합니다. 내가 구체적 수치를 제시하는 유일한 경우인데, 보통 하루에 순 중량 45g에서 75g 사이 탄수화물을 섭취합니다. 식단에서 탄수화물 수치를 계산하는 방법을 안내하는 좋은 책이 많습니다. 특히 저탄수화물 식이 요법이나 케톤 식단 관련 자료를 찾아보시기 바랍니다. 지방이 탄수화물보다 우리 몸에 더 효율적인 연료이며, 꼭 필요한 식이 탄수화물의 양은 많지 않습니다. 갭스 식이 요법에서는 자가 면역 질환 증상이 발현 중인 사람들 대부분에게 6개월간 이당류 섭취를 일절 중단하라고 합니다. 이는 곡물과 콩을 식단에서 완전히 제거한다는 뜻입니다. 나도 자가 면역 식이 요법을 선택한 환자들에게 6개월간 식단에서 곡물과 콩, 발효하지 않은 유제품을 제외하는 것부터 시작하자고 이야기합니다. 이는 장내 미생물 군집이 상당 부분 복원될 수 있는 기회를 제공합니다. 그동안 탄수화물은 당근, 비트, 파스닙 같은 채소와 소량의 과일로 충당합니다. 고기, 지방, 녹색 채소와 이 정도 탄수화물이면 필요한 모든 영양소와 섬유질, 비타민을 얻을 수 있습니다.

치료 및 회복

젖산 발효 식품

건강한 장내 미생물 군집을 이루는 미생물은 원래 산도를 통과하는 동안 우리 위장관 안으로 유입됩니다. 이어서 2~3일 동안 엄마에게서 나오는 초유에는 미생물들이 위장관에서 자라고 번성할 수 있도록 도와주는 성장 인자가 들어 있습니다. 이제 우리는 피부 접촉, 음식 내 미생물 섭취, 흙을 비롯한 자연계와의 접촉을 통해 평생 함께 살아갈 다양하고 건강한 미생물 군집을 차츰 구축해 갑니다. 자가 면역 증상 같은 문제 징후가 나타날 때, 우리는 유익한 미생물을 위장관에 유입하기 위해 평소보다 훨씬 많은 노력을 의식적으로 기울여야 합니다. 흙장난을 하고, 마당이나 텃밭을 가꾸고 퇴비를 만듭니다. 맨손으로 하면 더 좋습니다. 그리고 가능한 한 다양한 미생물 군집을 함유한 식품을 충분히 섭취합니다. 땅에 적응하는 것은 정말 중요한 일입니다.

여기서 '땅에 적응'한다는 말은 고대부터 지금까지 인간이 그 지역 고유의 토양 및 음식과의 상호 작용을 통해 태어난 나라에 적응하고 연결되었던 과정을 의미합니다. 사람들은 땅을 일구고, 집과 마을에서 수확한 농산물을 발효시켰습니다. 이는 글자 그대로 우리를 발 딛고 살아가는 곳의 생명과 연결하는 행위이고, 건강의 근간을 이루는 요소 중 하나였습니다. 발효 예술을 다시 가정으로 가지고 들어올 때, 이 상태를 어느 정도까지는 재창조할 수 있습니다. 식품 발효법에 관한 훌륭한 책이 많지만, 산도르 카츠가 쓴 『발효의 예술The Art of Fermentation』을 따라올 책은 없습니다. 다양한 젖산 발효 식품을 매일 섭취하는 것은 건강 회복에 중요합니다. 가정이나 지역에서 직접 만든 것이 더 좋습니다. 사우어크라우트, 비트 크바스, 김치 같은 발효 채소부터 시작해서, 종균 발효한 우유나 과일, 기타 발효 음료까지 시도해 보시기 바랍니다. 이 방면에 관심 있는 분들은 고기를 비롯한 동물성 재료를 이용한 전통 발효 음식까지 도전해 보시기 바랍니다. 그러면 식단과 미생물 섭취의 다양성이 더욱 증가할 것입니다. 발효 채소나 발효 음료를 적은 양이라도 끼니마다 섭취하고, 내성에 따라 하루 식단의 약 10%까지 전통적인 젖산 발효 식품의 양을 늘려 갑니다. 이 정도 변화만으로도 시간이 지나면서 건강하고 다양한 미생물 군집 복원에 좋은 효과를 거둘 수 있습니다.

다양성

식물계와 동물계가 우리에게 내어 주는 모든 비타민, 미네랄, 식물 영양소를 비롯해서 필요한 질병 예방 물질을 섭취하는 확실한 비결은 가능한 한 다양한 음식을 먹는 것입니다. 나는 한 달에 몇 종류의 식물을 먹었는지 정확하게 세어 가면서까지 이 원칙을 삶에 접목시키기 위해 수십 년간 노력해 왔습니다. 핵심은 제철 식재료를 먹고, 직접 텃밭을 가꾸어 다년생 식물을 포함한 다양한 식재료를 수확하고, 허브와 향신료를 듬뿍 사용하는 것입니다. 모든 사람이 한 달 동안 얼마나 다양한 식재료를 섭취했는지 기록해 보아야 합니다. 목표는 매일 12~15종, 매달 60~80종의 식물을 접하는 것입니다. 자기가 사는 지역에서 구할 수 있는 모든 건강한 동물성 식품을 폭넓게 섭취하는 것이 좋습니다. 근처에 수렵 면허를 가진 사람이 있다면 야생 동물을 비롯해서 흔히 접하기 어려운 고기를 구할 수도 있을 것입니다.

치료 및 회복

창의성을 발휘하거나 조리법을 공부해서 야생 동물 고기를 맛 있는 요리로 만들어 보세요. 그 과정에서 주변의 자연계와 내가 연결되어 있음을 다시금 깊이 느낄 수 있을 것입니다.

물

나는 우리 세포와 조직 내 물의 질과 혈액과 림프, 뇌척수액 같은 체액의 질을 많이 강조합니다. 우리 몸의 수질은 음식과 음료로 섭취하는 물의 질과 밀접한 관련이 있습니다. 가장 좋은 것은 미네랄 함량이 높고 4℃ 정도에서 고도로 구조화된 물이지만, 이는 지구상에 남아 있는 몇 안 되는 청정 지역의 빙하 녹은 물에서만 얻을 수 있습니다. 따라서 완벽한 해결책이 존재하지 않음을 인지한 상태에서 우리 몸에 가장 좋은 물을 구하기 위해 노력해야 합니다.

공급원을 선택할 때는 오염 물질이 가능한 한 적게 포함된 물인지 살펴야 합니다. 여기서 말하는 오염 물질에는 대부분 도시의 상수원에 투입되는 불소와 염소, 클로라민류의 약품부터 의약품과 농약까지 모든 것이 들어갑니다. 건강한 물은 그런 '물질'이 없어야 할 뿐 아니라, 움직이는 상태여야 합니다. 특히 나선형 움직임이 중요합니다. 나선형으로 움직이는 물은 자연 현상에서 자주 볼 수 있는데, 에너지가 높고 구조화 정도도 높습니다. 식물 실험을 통해 소용돌이를 일으켜 구조화시킨 물을 주면 식물이 생기 있고 건강해진다는 것이 밝혀졌습니다. 구조화된 물만 마시겠다고 결심하고 실천하는 환자들에게 일어나는 긍정적인 건강 효과를 확인하면서 놀랄 때가 많습니다.

내가 아는 한, 가정에서 최상의 물을 얻기 위한 최선의 선택은 수돗물에서 시작하는 것입니다. 수돗물 3~4리터에 '아디아 클라리티Adya Clarity' 한 티스푼을 넣고 24시간 이상 둡니다. 아디아 클라리티에는 염소, 불소 및 대부분의 약품을 포함한 물 속 오염 물질과 결합하는 일종의 '진흙'이 들어 있습니다. 시간이 지나면서 진흙과 결합한 오염 물질이 분리되면서 노란색 침전물로 쌓이는 것을 볼 수 있습니다. 그 물을 일반적인 탄소 기반 필터를 이용해서 걸러낸 뒤, '트라이베스트사Tribest社'의 '듀엣 물 재활성화기기Duet Water Revitalizer'같은 소용돌이 및 재광물화용 기기에 넣고 돌립니다. 이것은 미네랄을 구조화하고 첨가해서 다시 물 안으로 들여보냅니다. 처리가 끝난 물은 '미르온 유리병'이나 '플라스카Flaska'**93** 병에 담아 냉장고에 보관합니다.

본능 신뢰하기

코완식 자가 면역 식이 요법의 마지막 원칙은, 어떤 음식이 나에게 가장 적합한지 판단하는데 가장 중요한 피드백 장치로 스스로를 활용하라는 것입니다. 음식이 나에게 미치는 영향을 이해하는 능력은 연습과 헌신을 통해 향상됩니다. 여기서 헌신이란 자기 본능을 존중하며 적극적으로 그 목소리에 귀 기울이는 상태를 말합니다. 어떤 음식이 맞지 않는다는 느낌이 있으면 일주일 이상 그 음식을 중단했다가 다시 먹으면서 몸에 일어나는 변화를 세심하게 관찰합니다. 이런 과정을 반복하다 보면 본능이 갈수록 예리하고 선명해질 것입니다. 하지만 이는 음식을 먹을 때 어떤 느낌과 반응이 생기는지를 알려주는 내면 목소리에 온전히 주의를 기울이고 존중하겠다는 헌신을 결심할 때만 가능한 일입니다. 본능이 예리해지는 변화는 진짜 음식만 먹겠

치료 및 회복

다고 결심하고 노력하는 모든 사람에게 일어납니다. 그렇게 노력하다 보면 나를 위한, 나에 의한, 그리고 나에게 효과가 있는 유일무이한 식단을 갖게 될 것입니다. 헌신은 음식을 통한 치료의 성배입니다.

이 6가지 식이 요법 원칙을 길잡이로 삼으면 자가 면역 식이 요법을 위한 첫 발을 잘 내딛을 수 있을 것입니다. 처음 6개월 동안은 모든 곡물, 콩, 발효하지 않은 유제품을 식단에서 배제하지만 나중에는 조금씩 다시 포함시킬 수 있습니다. 식재료를 조달하고 가공하고, 음식으로 만드는 과정에서 창의성을 발휘하세요. 즐거운 마음으로 음식을 먹고, 식사 시간을 가족이 만나고 교감하는 시간으로 만들기 바랍니다. 매일 식단 짜는데 아이디어가 필요하다면 이 책에서 추천하는 전통 음식 요리책을 참고하시기 바랍니다.

첫 6개월 식단의 예

아침

코완식 자가 면역 식이 요법을 하는 사람들에게 가장 간단하면서 영양가 높은 아침 식사는, 식단에서 허용하는 지방으로 6~10가지 채소를 살짝 볶고, 뼈 육수를 첨가해서 바로 끓인 수프입니다. 기호에 맞게 소금이나 해초 가루를 첨가합니다. 여기에 사우어크라우트 같은 발효 채소를 한 숟갈 듬뿍 곁들이고, 각자 좋아하는 방식으로 요리한 달걀 2개를 추가합니다. 이 기본식에 변화를 주고 싶을 때는 수프에 들어가는 채소 종류를 바꾸거나, 달걀 대신 자연산 육류나 생선, 소시지를 넣으면 됩니다. 집에서 만든 50~100g 가량의 비트 크바스[94]로 식사를 마무리합니다.

점심

많은 사람에게 점심은 간식을 넉넉하게 먹는 정도의 가벼운 식사인 경우가 많습니다. 이때도 구성 요소는 간단합니다. 우선 카드 한 벌 정도 크기의 동물성 식품, 예를 들어 생우유 치즈(유제품에 내성이 있다면), 생선, 육류 같은 단백질로 시작합니다. 단백질은 항상 적절한 양의 지방과 함께 섭취합니다. 지방을 제거하지 않은 전유로 만든 유제품이나 고기나 생선의 기름기 많은 부분을 섭취하면 됩니다. 그런 다음 넉넉한 양의 채소를 찌거나 살짝 볶거나 발효시켜서, 혹은 익히지 않은(생야채에 내성이 있다면) 상태로 먹습니다. 지방이 들어간 소스나 드레싱을 첨가하면 채소의 영양소 흡수가 더 용이해질 것입니다. 훌륭한 지방 공급원인 아보카도를 첨가하거나 올리브오일, 발효 크림으로 만든 소스나 드레싱이 여기에 속합니다. 허브와 향신료를 듬뿍 넣고 계절과 입맛에 따라 채소 종류를 달리하세요. 마지막으로 딸기, 블루베리 등 다양한 베리류, 석류나 감처럼 식물 영양소가 풍부한 제철 과일들은 영양가 높은 탄수화물의 좋은 공급원입니다.

저녁

코완식 자가 면역 식이 요법의 저녁 식사는 아침과 점심 식사의 혼합입니다. 대부분 사람들에게 가장 좋은 것은 뼈 육수와 다양한 야채로 만든 스튜나 수프 한 컵으로 식사를 시작하는 것입니다. 여기에 카드 한 벌 크기의 단백질, 여러 방법으로 조리하거나 발효한 채소, 그리고 후식으로 발효 생크림을 곁들인 소량의 베리나 제철 과일을 먹습니다.

6개월 뒤

첫 6개월 이후 건강이 어느 정도 회복되었다면, 부정적 반응을 면밀히 관찰하면서 물에 불리거나 발아 시킨 곡류와 콩을 조금씩 추가합니다. 처음에는 글루텐 함유 곡물은 계속 제한하지만 충분한 시간이 지나면 다시 식단에 도입할 수 있습니다. 식재료 질이 담보되는 한에서 다양한 재료를 포괄하는 식단을 목표로 삼고, 먼저 쌀이나 발아시킨 퀴노아, 물에 불린 렌틸 콩부터 시도합니다. 이런 재료들을 끼니마다 조금씩 첨가하다가, 토종 곡물에서 다년생 곡물까지 식재료 목록을 계속 확장시켜 나갑니다. 음식의 풍미, 영양소 밀도, 다양성과 생태계 복원이라는 특성을 갖춘 온전한 '영양이 풍부한 전통' 방식의 식단을 만들어 나가는 한편, 그 과정 자체에서도 즐거움을 충분히 만끽하시기 바랍니다.

맺는말

작가이자 철학자인 이반 일리치Ivan Illich는 한 사람이 다른 사람에게, 특히 아이에게 할 수 있는 최악의 행위는 배우려면 가르침을 받아야(즉 학교를 다녀야) 하고, 낫기 위해서는 의사에게 치료를 받아야 한다고 믿게 만드는 것이라고 했습니다.

우리는 따로 가르치지 않아도 대부분 아이가 쉽게 모국어를 배운다는 것을 압니다. 모국어 습득 과정에 어른이 관여하고 싶다면, 평소 사람들이 상호 작용하는 방식으로 아이와 언어 생활을 하는 것으로 충분합니다. 그러면 아이는 자연스럽게 말하는 법을 배울 것입니다. 기회만 된다면 대부분의 사람은 배우는 것을 좋아합니다. 그 방식은 사람마다 조금씩 다릅니다. 각자 관심 있는 분야도, 관심 갖는 측면도 다릅니다. 아이가 배움을 멀리하게 만드는 가장 효과적인 방법은 어른인 우리가 아이에게 좋다고 생각하는 것을, 우리 생각에 제일 좋은 속도와 방식으로 배우기를 강요하는 것입니다. 건강한 아이들은 이런 식으로 자유와 자율성을 침해당하면 저항하고 반기를 듭니다. 덜 건강한 아이들은 순응하고 길들여집니다.

얼마 전, 아내 린다와 나는 뉴햄프셔주의 한 호숫가 오두막에서 각각 5살, 4살인 손자 벤, 샘을 데리고 일주일 동안 휴가를 보냈습니다. 주초만 해도 두 녀석 모두 수영을 할 줄 몰랐습니다. 호수는 얕았지만 아이들은 겁을 내면서 고무보트에만 매

달려 있었습니다. 그러자 아이들에게 수영을 가르치면 휴가가 훨씬 더 재미있어질 거라는 생각이 들었습니다. 내 최고의 본능이 말리는 소리를 무시하면서 두 녀석에서 수영을 가르치기 시작했습니다. 당연히 아이들은 내 말을 듣지 않았고, 온갖 불평을 늘어놓았습니다.

그제야 정신을 차리고는 뒤로 물러서서 아이들을 마음껏 놀게 내버려 두었습니다. 이틀 만에 둘 다 개헤엄을 터득했고, 3m 정도를 잠수해서 갈 수도 있게 되었습니다. 내가 호숫가에 평화롭게 앉아 있는 동안, 아이들은 작은 고무보트 위에서 물속으로 다이빙하면서 새로 터득한 재주를 다투어 자랑했습니다.

마찬가지로 우리 대부분은 작은 상처나 감염이 약이나 치료 없이도 쉽게 낫는 것을 경험해 왔습니다. 인간은 근본적으로 자가 치유 체계입니다. 감염은 신체가 몸에 들어온 독소를 내보내는 방법이고, 발열은 지금까지 나온 모든 치료와 예방법 중 가장 효과적인 전략입니다. 우리는 아이에게 열나는 법을 가르칠 필요가 없습니다. 그것은 원래 설계도에 내장된 기능으로, 알아서 자연스럽게 발생합니다.

부모, 의사, 보호자로서 우리가 아이들을 위해 할 일은 잘 관찰하는 것입니다. 그리고 필요할 때만 개입해서 아이가 현재 겪는 과정이 건강하게 잘 마무리되도록 안내하고 돕는 것입니다. 하지만 대개 우리는 그렇게 하지 않습니다. 우리는 개입합니다. 우리는 조정합니다. 우리는 통제하려고 노력합니다. 뭐든 어떤 행위를 하는 동안은 잠시 두려움을 달랠 수 있습니다.(그리고 그 과정에 거대한 산업이 창출됩니다) 그러나 결과는 이반 일리치의 예측대로 아픈 사람들을 치료하는데 막대한 자원을 써야 하는 의료 사회가 되는 것입니다. 세상에 존재하는 약의 종류와 양이 늘어나는 만큼 병의 종류와 양도 증가합니다. 기본적 수준의 치료를 넘어선 약물 사용은 개인의 자유와 자율성을 침해할 뿐 아니라 사회 전체의 건강도 훼손합니다.

얼마 전 류머티즘 증상으로 처음 내원한 환자가 있습니다. 환자의 주치의가 류머티즘 전문의를 소개했지만, 신규 환자의 초진 예약은 6개월 이후에나 가능하더라는 것입니다. 심신을 피폐하게 만드는 관절 질환을 앓는 신규 환자의 수가 치료할 수 있는 의사의 수를 압도적으로 앞지른다면 류머티즘 관련 사업은 호황일 수밖에 없습니다.

대부분의 선진화된 사회에서 의료 비용은 개인을 파산 위험에 빠뜨릴 정도로 높습니다. 질병 예방을 위해 사용하는 전략은 효과가 없습니다. 의사가 필요한 사람의 수는 '극히 적어'야 마땅합니다. 만성적으로 몸이 아픈 나머지 삶을 영위하기 위해 매일 약을 먹어야하는 경우는 '특이'한 일이어야 합니다. 세상을 살고 기능하기 위해 신체에서 장기를 제거하는 것은 '보기 드문' 일이어야 합니다. 이런 일은 드물지 '않을' 뿐 아니라 그것에 의존해 경제가 돌아가고 있습니다. 상상해 보세요. 갑자기 전쟁이, 아픈 사람이 없어지고, 아이들은 자기 힘으로 즐겁게 배운다면 어떻게 될까요? 미국 경제 전체가 무너질 것입니다. 한 사회의 재정이 전쟁, 질병, 투옥과 강제적 교육에 달려 있음을 깨닫는 순간, 과거와 동일한 방법으로는 이런 문제들을 해결할 수 없음을 이해하게 될 것입니다.

이 책의 목표는 백신 접종 대상 질병을 심도 깊게 살피는 것도, 현재까지 진행된 백신 안전성과 독성 연구를 검토하는 것도, 백신 면역학에 관한 모든 최신 연구를 종합하는 것도 아닙니다. 당연히 모두 중요한 주제입니다. 책 뒤편 〈추천 자료〉에 이에 관한 다큐멘터리와 책 제목을 모아 놓았습니다. 그보다 이 책을 통해 나는 백신과 자가 면역 질환 특성의 연관성을 전체적 맥락에서 살펴보는 한편, 관련 논의에 하나의 맥락이 추가되기를 희망합니다. 나는 미국 질병 통제 예방 센터가 현재 권장하고 학교와 기타 기관들이 요구하는 엄청난 수의 백신을 전체 인구에 투여했을 때, 의도했든 아니든 어떤 결과가 이어질지를 생각해 보기를 희망합니다.

결론은, 일리치의 예측처럼 우리가 인간 삶에서 질병을 근절할 수 있다는 생각으로 제대로 알지 못하는 영역에 함부로 발을 들일 때, 더 많은 고통과 더 많은 불행, 더 많은 가난이 따라온다는 것입니다. 아동기 질병을 포함한 모든 질병은 되어 가는 인간 조건의 일부입니다. 질병은 공감과 연민, 탄탄한 건강이 자라는 토양입니다. 아동기 질병의 불길을 뚫고 지나간 아이는 자기 안에 내재한 치유 능력에 대한 확신을 갖고 우리 앞에 다시 나타납니다. 이 경험은 자율적이고 자기주도적인 개인으로 성장할 능력에 대한 확신으로 이어집니다. 스스로 질병을 극복해 낼 기회가 차단된 아이들은 이후 살아가면서 더 큰 병에 취약해집니다. 더 큰 비극은 자기 확신을 가진 성숙한 인간으로 성장하는 과정에서 질병의 시련을 극복해 내는 신성한 탐구를 수행할 기회를 차단당한다는 것입니다.

우리는 많은 경우에 아무런 문제를 일으키지 않는 무해한 아동기 질환을 한시적으로 경감시키는 것과 평생 지속될 독성, 만성 질환, 정신세계와의 멀어짐, 외부 개입 없이 스스로 치유할 수 있다는 자신감 상실을 맞바꾸는 거래를 하였습니다.

백신 접종에서 우리는, 탐욕 때문이든 부패 때문이든 의견 차이나 과학적 논쟁 때문이든 너무나 급작스럽게 잘못된 방향으로 돌아섰습니다. 속히 방향 수정(백신 정책뿐 아니라 소아과 영역 전반에 대한 재평가)에 나서지 않는다면 우리 사회는 기하급수로 늘어나는 병들고 불구가 된 사람들을 감당하기 어려워질 것입니다.

과학자들이 20년 뒤에는 미국 아이들 절반이 하나 이상의 만성 질환을 갖고 살아갈 거라는 예측을 내놓은 지금은, 우리가 누구인지, 어떻게 살아야 하는지, 어떤 세상을 꿈꾸는지를 고민하는 것조차 사치가 되어버렸습니다. 내가 희망하는 것은 이 책이 우리 현실을 재평가하는 과정에 작은 힘을 보태는 것이며, 더 많은 사람이 자유롭고 주체적이며 정신적으로 깨어 있는 인간으로 성장하는 방향으로 삶의 방식을 맞춰가는 길을 가리켜 보이는 작은 손가락이 되는 것입니다.

뉴햄프셔에서 가정의로 일하던 시절에 나는 아이들이 아동기 질환, 특히 수두를 앓을 때 진료하는 일이 극히 드물었습니다. 나중에 놀이터나 행사에서 그 부모들과 마주칠 일이 있을 때 아이의 상태를 듣는 정도에 불과했습니다. 백일해는 증상이 더 심하고 고통스럽기 때문에 증상이 쉽게 떨어지지 않아 오랜 기간 힘들어 하는 아이들을 치료할 때도 있었습니다. 아들 조도 생후 8주에 백일해에 걸려서 4개월 동안 앓았습니다.

아주 드문 경우를 제외하고 나는 아이들에게 항생제를 처방한 적이 없습니다. 대개 영양가 높은 전통 식이 요법[95]과 함께,

하루 1/2에서 1티스푼 정도의 대구 간유, 병이 급성기일 때는 리포솜 비타민C를 시간마다, 증상이 가라앉으면 하루 3~4회로 줄이면서 투여했고, 질병마다 적절한 동종 요법과 인지 의학 약품으로 환자들을 치료하였습니다. 다행히 병원에 오는 어린이 환자들 가운데 그 누구도 아동기 질병으로 사망하거나 회복 불가능한 손상을 입지 않았습니다. 둘 다 언제든 일어날 수 있는 일이기에 직접 겪지 않은 것에 항상 감사한 마음입니다.

내 경험은 아이들이 병을 앓을 때 발생할 수 있는 상황 중 극히 일부에 지나지 않습니다. 인생은 언제나 도박입니다. 나쁜 일이 일어날 수 있습니다. 아이들이 죽을 수도 있고, 좋지 않은 결과를 안고 살아갈 수도 있습니다. 이런 일을 겪고 싶은 사람은 아무도 없습니다. 나도 당연히 그렇습니다. 이런 상황을 원하는 사람을 한 명도 만난 적이 없습니다.

그렇기 때문에 나는 아이들에게 백신을 접종할 일이 거의 없었던 것에도 감사합니다. 백신 접종을 하고 그 아이가 죽는 것을 목격했다면 그 기억을 안고 살아가기 어려웠을 것입니다. 아이들이 실제로 백신 때문에 사망하기도 합니다. 그것이 얼마나 자주 발생하는지가 논쟁거리일 뿐입니다.₉₆ 나는 또한 백신 투여 후에 아마도 평생 이어질 자가 면역 질환이나 자폐증과의 싸움을 시작한 아이를 지켜볼 자신도 없습니다. 의료계와 주류 언론은 이런 결과를 계속 부인하지만, 연구는 계속되고 증거도 늘어나고 있습니다. 그리고 많은 부모가 들려주는 경험담은 의사 면허 부여권과 제도적 권위에만 의존한 미국 질병 통제 예방 센터와 미국 소아과 학회의 입장이 정말 정당한지 의문을 제기하게 합니다.

나는 이 문제를 열린 마음과 진솔한 자세, 그리고 서로를 존중하는 태도로 토론할 수 있기를 희망하고 요청해 왔습니다. 그리고 이것이 우리 시대 인권의 문제라고 믿습니다.

부록

과학 연구에서 자폐증과 백신에
인과 관계가 없음을 입증하지 않았나요?

나는 항상 수많은 연구에서 백신이 안전하고 효과적이며, 이미 확립된 과학으로 건강에 문제를 일으키지 않음이 증명되었다는 말을 듣습니다. 그러나 대부분의 경우, 소아과 의사들을 포함해서 나에게 이런 말을 하는 사람들은 정말 그 사실을 입증하는 연구를 단 하나도 제시하지 못합니다. 그래서 백신의 안전성을 '증명'했다고 주장하는 미국 소아과 학회와 미국 질병 통제 예방 센터가 가장 많이 인용하는 연구들 가운데 두 가지를 살펴보겠습니다. 이 연구들을 검토하는 과정에서 나는 웹사이트 〈백신 신문Vaccine Papers〉(vaccinepapers.org)의 저자들 덕을 많이 보았습니다. 백신 이면의 과학에 관심 있는 사람들에게 중요한 참고 자료입니다. 여러분이나 여러분의 의사가 백신에 관한 과학 문헌을 제대로 이해하기를 원한다면 이 웹사이트의 내용을 꼼꼼히 읽어 보시기 바랍니다.

흔히 '스미스를 비롯한 여러 사람의 연구'(이하 스미스 등의 연구)라고 부르는 첫 번째 연구는 2010년 「소아과 학회지」에 "생후 첫해 적기의 백신 접종은 신경 심리학적 결과에 부정적 영향을 미치지 않는다."는 제목으로 실렸습니다. 그 연구의 결론은 다음과 같습니다. "이 연구는 영아기 동안 때맞춰 접종한 백신은 7~10년 후 신경 발달적 결과에 어떤 부정적인 영향도 미치지 않는다는 견해에 지금까지 가장 강력한 임상적 증거를 제공한다. 이 결과는 의사와 공공 의료 관리자들이 아이들에게 너무 많은 백신을 너무 일찍 맞히는 것이 아닐까 우려하는 부모들과 소통하는데 사용할 수 있는 확실한 정보를 제공한다."[97]

　그 연구에서 알아낸 것을 살펴보겠습니다. 연구의 명시된 목적은 '때맞춰' 백신 접종을 한 아이들과 '때늦게' 접종 받은 아이들을 비교 조사하는 것입니다. 한 집단의 아이들은 미국 질병 통제 예방 센터의 접종 일정을 따르고 다른 집단은 따르지 않았다면 그 결과에서 차이를 확인할 수 있기 때문에 이 연구는 합리적인 목표를 가지고 있다고 할 수 있습니다. 그 연구는 1993년~1997년 사이에 접종 받은 아이들을 대상으로 약 10살까지 추적 조사를 하였습니다. 연구 대상 아이들에게 7~10세 사이에 주의력 결핍, 과잉 행동 장애, 자폐증, 틱 같은 신경 심리학적 차이가 있는지를 평가했습니다. 여기까지는 별 문제가 없어 보이지만 자세히 보면 그렇지 않습니다. '때늦게' 백신을 맞은 아이들에 대한 정의에 미국 질병 통제 예방 센터의 접종 일정을 전부 따랐지만 제안된 백신 중 하나 이상을 30일 이상 늦게 맞은 경우도 포함됩니다. 이는 아이가 어떤 이유로 딱 한 번 30일 늦게 백신 접종을 한 것 말고는 일반적인 미국 질병 통제 예방 센터의 접종 일정을 따랐어도 '때늦은' 집단에 들어갔음을 의미합니다. 이 방법론 때문에 한 살 이후 '때맞춰' 접종한 집단은 평균 11.8번 백신을, '때늦게' 접종한 집단은 평균 10.1번 백신을 맞았습니다. 생후 7개월 이후, '때맞춰' 접종한 집단은 11.1번, '때늦게' 접종한 집단은 8번 주사를 맞았습니다.

　백신은 안전하며 현재 아이들 사이에서 유행병 수준에 이른 신경 발달학적 문제를 유발하지도, 연관성도 없음을 입증하려는 연구에서 한 살까지 평균 10.1번 접종한 아이를, 접종을 덜 하거나 '때맞춰' 접종하지 않은 아이로 정의하고 있는 것입니다. 어떤 해석에서는 '때늦게' 접종한 집단을 '백신 접종 하지 않은' 집단으로 언급하기도 합니다. '때맞춰' 접종한 집단과 '때늦게' 접종한 집단 간 차이가 크지 않기 때문에 당연히 두드러진 문제가 나타나지 않은 것입니다

개입의 결과로 인한 차이를 입증할 목표로 진행된 과학 연구에서는 연구군과 대조군의 조건이 최대한 일치하는 것이 아주 중요합니다. 〈스미스 등의 연구〉에서 두 집단은 크게 달랐습니다. 예를 들어 저자가 보고한 바와 같이, '때늦게' 접종한 아이들은 '때맞춰' 접종한 아이들보다 사회 경제적 지위가 낮은 가정에 속했습니다. 가계 수입이 적고, 대학을 졸업한 부모 비율은 낮고, 한 부모 비율은 높았습니다. 모두 그 아이들의 신경 심리학적 검사 결과 수치가 낮은 것과 무관하지 않는 요소들입니다. 저자들도 이런 요인들을 인지했으며, 그에 따라 결과를 조정했다고 주장합니다. 하지만 어떤 조정이 이루어졌는지, 이런 차이가 결과를 얼마나 왜곡했는지 정확히 알 도리는 없습니다. 또 '때늦게' 접종한 집단의 남자 비율이 58%로, 다른 집단의 46.5%보다 높았습니다. 이 또한 낮은 신경 심리학적 검사 수치와 관계된 요인입니다. 마찬가지로 저자가 이 차이를 어떻게 조정했는지 알 길은 없습니다. 전체 연구에서 전혀 백신 접종을 하지 않은 아이는 9명뿐이었고, 그들의 검사 결과를 분석한 자료는 없습니다. 따라서 이 연구는 사실상 백신 접종을 한 아이와 받지 않은 아이 간 신경 심리학적 건강의 차이에 대한 어떤 정보도 우리에게 주지 못합니다.

마지막으로 왜 부모들이 자녀의 백신 접종을 미루기로 결정했는지에 대한 의미 있는 정보가 그 연구에는 빠져 있습니다. 내 경

험과 연구에 의하면, 부모가 아이에게 백신 접종을 하지 않는 가장 빈번한 이유는 경제적으로 가난하거나 원래 살던 곳에서 이주하느라 정기적 의료 서비스를 받을 수 없는 경우였습니다. 연구에서 제공한 인구 통계 자료를 보면 후자에 해당하는 것처럼 보입니다. 큰 아이가 백신 때문에 해를 입었다고 생각할 때 동생들의 접종을 미루는 경우도 있습니다. 영유아 자녀의 발달 지연이나 다른 문제가 백신과 상관있다고 생각하는 부모들은 추가 백신 접종을 중단하거나 연기합니다. 〈스미스 등의 연구〉는 부모의 의사 결정 이면에 있는 이유들을 제대로 조사하지 않습니다. 문제는 이 모든 이유가 '때늦게' 접종한 집단에 문제 있는 아이들이 더 많다는 쪽으로 결과를 왜곡시키는 경향이 있다는 것입니다. 예를 들어, 만약 자폐증이 유전이라고 믿는다면(당연히 여기선 '만약'이란 단어가 중요합니다) 자폐증을 가진 큰 아이를 둔 부모는, 백신이 자폐증에 영향을 미쳤다고 의심할 경우 동생들의 백신 접종을 미룰 가능성이 큽니다. 이 연구에서는 조사하지 않은 부모의 의사 결정으로 인해 문제 발생 여지가 많은 아이가 자연스럽게 '때늦게' 접종한 집단에 몰리게 된다는 것입니다. 이런 이유와 저자의 이해 충돌 문제를 포함한 여타 이유로 인해 〈스미스 등의 연구〉 등은 백신이 아이들의 신경 심리학적 문제에 기여하는지, 그렇다면 어느 정도로 영향을 주는지에 대한 이해를 합당하게 발전시키지 못합니다.

자주 인용되는 또 다른 연구로 〈자인Jain을 비롯한 여러 사람의 연구〉(이하 자인 등의 연구)가 있습니다. 흔히 백신 논의에 '결정타'를 날린 연구라고 부르는 것입니다. 이 연구는 2015년 「미국 의학 협회 저널」에 〈손위 형제의 자폐증 유무에 따른 미국 아이들 내 MMR 백신으로 인한 자폐증 발생 현황Autism Occurrence by MMR

Vaccine Status among US Children with Older Siblings with and without Autism〉이란 제목으로 수록되었습니다. 이 연구의 목표는 2, 3, 4, 5세 아동을 대상으로 MMR 백신과 자폐증의 연관성(또는 연관성 부족)을 찾는 것이며, 자폐증을 가진 손위 형제를 둔 아이들이 MMR 백신에 더 민감할 수 있다고 가정합니다. 모든 연구가 그러하듯, 동일 집단을 가능한 한 유사하게 구성하는 것이 아주 중요합니다. 이 경우에는 부모가 백신 접종을 회피한 이유가 자폐증을 가진 큰 아이 때문인지 동생들에게 자폐증 특성이 나타나는 모습을 보았기 때문인지에 따라 결과가 교란되지 않아야 합니다. 이런 교란 변수를 '건강한 사용자 편향'이라고 부르며, 백신에 관한 많은 연구에서 혼란을 주는 변수로 미국 질병 통제 예방 센터가 인정한 것입니다. 사실 연구 저자들도 이 연구 결과를 이해하는데 이것이 중요한 문제임을 인정합니다. "예를 들어 이 유형은 MMR 백신 접종을 둘러싼 부모의 선택적 결정에 따라 변동될 수 있습니다. 즉 자녀의 사회성 혹은 의사 소통 지연을 알아차린 부모들은 백신 접종을 하지 않기로 결정합니다. 이런 어려움이 인지된 아이들은 모두 자폐 범주성 장애ASD 고위험군에 포함될 수 있으며, 그러한 선택으로 인해 일부 고위험군 아이들이 충분히 노출되지 않는 경향을 초래할 수 있습니다."

그들이 제공하는 후속 분석은 복잡합니다. 하지만 제공된 자료에서 이끌어 낼 수 있는 가장 분명한 결론은 아이의 자폐증으로 인해 촉발된 부모의 행동(즉 건강한 사용자 편향) 때문에 자폐증을 가진 아이들은 비자폐성 아이들보다 MMR 백신 접종 확률이 38.5%나 낮습니다. 따라서 MMR 백신 접종을 하지 않은 아이들이 더 많이 자폐증을 가진 이유는, 부모가 이미 자녀들에게서 자폐증 특성을 보고 접종을 피했기 때문입니다. 이 점은 중요합니다. 이 교란 변수로 결과를 조정할 때, 실제와 정반대로 MMR 백신과 자폐증 사이 긍정적 연관성을 보여 주는 결과가 나오기 때문입니다.

어떤 사람들은 이 연구가 백신과 자폐증 사이에 아무런 연관이 없음을 증명한다고 주장하지만 결코 그렇지 않습니다. 연구 대상 아이들은 MMR 말고도 다른 모든 백신은 다 맞았습니다. 이런 식으로 계속해서 모든 연구와 모든 심포지엄을 하나씩 분석하고 오류를 지적할 수도 있겠지만, 그보다 모든 사람, 특히 의사나 정책 입안자로 아이들 건강에 직접 관여하는 사람들이 현재까지 백신 과학을 가장 철저하게 분석한 〈백신 신문〉을 충분히 검토하기를 권하고 싶습니다.

유통 중인 백신의 구성 성분

디프테리아, 소아형 파상풍, 백일해 DTaP

(Infanrix)*

성분 <u>aluminum hydroxide</u>, bovine extract, <u>formaldehyde or formalin</u>, <u>glutaraldehyde</u>, <u>2-phenoxyethanol</u>, <u>polysorbate 80</u>

<u>알루미늄</u>aluminum hydroxide

알루미늄은 보조제로 백신에 들어가서 더 강력한 면역(항체) 반응을 일으킵니다. 비경구(즉 주사제) 알루미늄은 중추 신경과 뼈의 조직에 축적되어 심각한 독성[98]을 유발하는 것으로 알려져 있습니다. 미국 식품 의약국에 따르면 비경구 알루미늄의 허용량은 하루 최대 25mcg입니다. 어느 한 제조사의 설명서에 따르면 다음 각 백신에 함유된 알루미늄 함량은 다음과 같습니다.

Hib: 225mcg

Hepatitis B: 250mcg

DTaP: 170-625mcg

Pneumococcus: 125mcg

Hepatitis A: 250mcg

HPV: 225mcg

Pentacel: 30mcg

Pediarix: 850mcg

★ ( )는 미국에서 유통 중인 백신의 상표명입니다.
한국에서는 상표명 및 성분이 상이할 수 있습니다.

신생아에게 B형 간염 주사로 주입하는 알루미늄의 양은 아기 체중이 3.6kg인 경우, 미국 식품 의약국 최대 허용량의 14배입니다. 2개월, 4개월, 6개월 검진에서 미국 질병 통제 예방 센터 백신 일정을 따르는 사람들은 알루미늄이 1,000mcg을 초과하게 됩니다. 비경구 알루미늄은 자가 면역 질환[99], 신경학적 손상[100], 자폐증[101], 다발 경화증 등과 같은 탈수초성 장애[102]를 포함한 수많은 건강 쟁점과 관련이 있습니다.

포름알데히드/포르말린formaldehyde or formalin

포름알데히드(포르말린은 포름알데히드의 액체 형태)는 보통 시신을 매장하거나 화장할 때 썩지 않도록 보존하기 위해 사용합니다. 포름알데히드는 백신에 있는 활성 성분들의 변질을 막기 위한 '방부제'로 첨가됩니다. 국제 암 연구소는 포름알데히드를 인간의 발암 물질[103]로 분류하였고 2011년에 국립 독성학 프로그램National Toxicology Program에서는 포름알데히드를 인간 발암 물질[104]로 명명하였습니다. 추정치에 따르면 인구의 20%는 포름알데히드에 알레르기가 있고 포름알데히드에 조금만 노출되어도 알레르기 증상을 유발합니다. 더욱이 포름알데히드는 강력한 신경 독소인 포름산으로 산화되어 간과 신장 모두를 손상시킬 수 있습니다.

글루타르알데히드glutaraldehyde

글루타르알데히드는 의료 및 치과 장비를 소독하는데 사용하는 유기 화합물입니다. 연구에 따르면 글루타르알데히드 노출은 천식, 알레르기, 호흡기 감염 그리고 설사 유발과 관련 있을 수 있음을 보여 줍니다.[105]

2-페녹시에탄올2-phenoxyethanol

2-페녹시에탄올은 백신에서 항생제로 사용됩니다. 물질 안전 보건 자료에 따르면, 삼켰을 때 독성이 있고 특히 생식 이상과 관련이 있습니다. 보고된 부작용에는 두통, 충격, 경련, 쇠약, 신장 손상, 심장 기능 상실, 신부전 그리고 사망이 있습니다.[106]

폴리소르베이트 80polysorbate 80

폴리소르베이트 80은 계면 활성제로 물질이 용액에 현탁되어 고르게 분포되도록 합니다. 백신 안에 폴리소르베이트 80이 없다면 성분들이 침전되는 경향을 보이면서 주사하기가 더 어렵게 될 것입니다. 성분들이 혈뇌 장벽을 넘나들 수 있는 것도 바로 폴리소르베이트 80의 이런 특징 때문입니다. 이는 백신 안에 폴리소르베이트 80이 있으면 백신의 모든 성분이 뇌로 잘 들어갈 수 있음을 의미합니다. 폴리소르베이트 80에 대한 연구는 다음과 같은 결론을 내렸습니다. "임상 연구에 따르면, 폴리소르베이트 80은 심각한 부작용(예를 들어, 혈전, 뇌졸중, 심장 마비, 심장 기능 상실 등)의 위험을 증가시키고, 일부 경우에는 사망에 이르게도 합니다. 또한 특정 유형의 암을 앓고 있는 환자의 생존 기간을 단축시켰고, 그리고/또는 종양의 성장 또는 재발의 위험이 증가하는 것을 보여 주고 있습니다." 슬로바키아의 한 연구에 따르면, 방금 태어난 쥐에게 4~7일까지 폴리소르베이트 80을 주사하였을때 성숙 속도가 빨라지고, 발정 주기가 길어지며, 성장했을 때 자궁과 난소의 무게가 감소한 것을 발견하였는데, 이는 모두 만성적인 에스트로겐 자극의 징후이기도 합니다. 이러한 결함은 주사를 맞은 동물들의 불임 증가로 이어졌습니다.[107]

〔Tripedia〕

성분 aluminum potassium sulfate, ammonium sulfate, bovine extract, formaldehyde or formalin, gelatin, polysorbate 80, sodium phosphate

젤라틴gelatin

MIT대학의 과학자 스테파니 제네프Stephanie Seneff의 연구에 따르면, 미국에서 사용되는 모든 상업용 젤라틴은 현재 동물에게 먹이를 제공하는 방식의 결과로 제초제인 글리포세이트(Roundup)에 오염되어 있음을 보여 줍니다. 자크 부시 박사는 글리포세이트가 장 내강에서 조눌린 생성을 증가시키고, 자가 면역 질환의 병리 기전에 결정적 단계인 장내 벽 투과성을 높인다는 것을 보여 주었습니다. 백신 안의 젤라틴은 백신에 포함된 미생물을 성장시키기 위해 사용됩니다.

디프테리아, 소아형 파상풍, 백일해-폴리오, 소아마비 혼합 DTaP-IPV

〔Kinrix〕

성분 aluminum hydroxide, bovine extract, formaldehyde, lactalbumin hydrolysate, monkey kidney tissue, neomycin sulfate, polymyxin B, polysorbate 80

락트알부민 가수 분해물lactalbumin hydrolysate

미생물을 성장시키기 위한 배지로도 사용되는 락트알부민은 외래 단백질로서 우리의 소화 시스템은 이를 혈액에서 배제하도록 고안되어 있습니다. 외래 단백질이 혈류에 들어오면 신체는 항체를 생산해 반응합니다. 자가 면역 질환을 일으키는 것은 혈류에 들어오는 외래 단백질에 대항하여 생산되는 이러한 항체들 때문입니다. 락트알부민은 자가 면역 반응을 불러올 수 있는 백신 내 외래 단백질 가운데 하나입니다.

<u>원숭이 신장 조직monkey kidney tissue</u>
이것은 백신에 포함된 유기체를 성장시키기 위해 사용되는 또 다른 배지이며 암을 일으키는 바이러스인 SV-40의 기원으로 생각됩니다. 원숭이의 신장 조직을 주사하는 것은 소아암 특히 백혈병을 증가시키는 원인이 될 수 있다고 의심됩니다.

<u>황산 네오마이신과 폴리마이신 B neomycin sulfate, polymyxin B</u>
이 두 항생제는 백신을 살균하기 위해 사용됩니다. 현 시점에서 어린 아이들에게 항생제를 주사하는 것에 대한 의미 있는 연구는 이루어지지 않았습니다. 모든 항생제는 건강한 미생물 군집의 발달을 방해합니다.(4장 참조)

디프테리아, 소아형 파상풍, 백일해-B형 간염-폴리오, 소아마비 혼합 DTaP-Hep B-IPV

(Pediarix)

성분 aluminum hydroxide, aluminum phosphate, bovine protein, lactalbumin hydrolysate, formaldehyde or formalin, glutaraldehyde, monkey kidney tissue, neomycin, 2-phenoxyethanol, polymycin B, polysorbate 80, <u>yeast protein</u>

<u>효모 단백질yeast protein</u>
효모 단백질은 다양한 형태의 가공된 효모에 사용되는 이름입니다. 모든 효모 추출물에는 신경 독소로 알려진 글루탐산 모노나트륨MSG이 함유되어 있습니다. MSG와 관련된 증상으로

는 두통, 수면 장애, 과민성 대장 증후군, 천식, 당뇨, 치매, 주의
력 결핍 장애, 과잉 행동 장애, 발작, 뇌졸중, 그리고 알레르기
반응 등이 있습니다. 대부분의 백신은 일정량의 글루탐산 모노
나트륨를 함유하고 있는데 이는 글루탐산 모노나트륨의 전구
체인 글루탐산이 10%까지 함유된 영양 배지에서 자라기 때문
입니다.

뇌수막염(B형 헤모필루스 인플루엔자)/B형 간염 백신 Hib/Hep B

(Comvax)

성분 amino acids, aluminum hydroxyphosphate, sulfate, dextrose,
formaldehyde or formalin, mineral salts, sodium borate, soy
peptone, yeast protein

콩 펩톤soy peptone

콩 펩톤은 백신 내 바이러스가 자랄 수 있는 콩 단백질 배지입
니다. 오늘날 많은 사람이 콩이나 콩 제품에 알레르기가 있습니
다. 어릴 때 콩 단백질이 포함된 비경구 주사를 맞은 것이 향후
콩 단백질에 대해 민감하게 반응하도록 만든 것에 부분적으로
책임이 있을 가능성이 있습니다.

경부 상피내암(인유두종 바이러스) HPV

(Cerverix)

성분 3-O-desacyl-4-monophosphoryl lipid A(MPL), aluminum
hydroxide, amino acids, insect cell protein, mineral salts,
sodium dihydrogen phosphate dihydrate, vitamins

<u>3-O-디엑실-4-모노포스포릴 지질 A와 곤충 세포 단백질3-O-desacyl-</u>
<u>4-monophosphoryl lipid A(MPL), insect cell protein</u>

이 두 가지 성분은 글락소스미스클라인사GlaxoSmithKline社가 자사 백신을 만들 때 사용하는 독점 보조제라는 사실을 제외 하고는 알려진 정보가 많지 않습니다. 면역 반응을 자극하기 위 해 사용되는 모든 보조제와 마찬가지로, 동물이나 식물의 단백 질이나 지질 조각으로 인간에게 주입되었을 때 면역 반응을 일 으킵니다.

(Gardasil)

성분 amino acids, amorphous aluminum hydroxyphosphate sulfate, carbohydrates, <u>L-histidine</u>, mineral salts, polysorbate 80, sodium borate, vitamins

<u>L-히스티딘L-histidine</u>

L-히스티딘은 필수 아미노산으로 간주됩니다. 하지만 비경구 적으로 투여될 때 백신 내의 독성에 대해서는 알려지지 않았습 니다. 미국 식품 의약국은 이러한 불확실성 때문에 L-히스티딘 을 임산부나 모유를 먹이는 여성에게는 투여하지 말 것을 명시 하고 있습니다.

독감 Influenza

(Fluvirin)

성분 beta-propiolactone, <u>egg protein</u>, neomycin, polymyxin B, polyloxyethylene 9-10 nonyl phenol(triton N-101, octoxynol 9), <u>thimerosal</u>

달걀 단백질egg protein

달걀은 알레르기를 가장 많이 일으키는 음식 중 하나입니다. 달걀 알레르기 발생 빈도는 백신 시대에 증가하였습니다. 아이에게 일찍 달걀 단백질을 주사하면 평생 단백질에 대해 예민해질 수 있고, 본질적으로 달걀에 알레르기 반응을 일으키게 됩니다.

티메로살thimerosal

티메로살은 보존제로 사용되는 수은 화합물입니다. 대부분 수은의 형태는 강력한 항생제 효과가 있어서 티메로살은 주로 세균의 성장을 막기 위해 백신에 첨가됩니다. 2004년에 백신(전부는 아님)에서 티메로살이 기술적으로 제거되었지만 티메로살은 여전히 백신 생성 과정에서 사용되고, 그러고는 단지 '흔적' 정도의 미량이 남아 있는 상태로 여과됩니다.[108]

어느 정도인지 예를 들어 보면, 마시는 물의 경우에 규정으로 제한되는 수은의 양은 10억분의 2, 즉 2ppb입니다. 액체 폐기물에 200ppb의 수은이 들어 있다면 독성 위험을 초래합니다.

독감 백신에 들어 있는 2,000ppb의 수은은 '흔적' 정도의 미량으로 간주됩니다.

다회용 독감 백신에 들어 있는 50,000ppb의 수은은 유아, 임산부, 그리고 그 외 모든 사람에게 투여됩니다.

수은은 이미 알려진 강력한 신경 독소로서 중추 신경계에 접근하게 되면 신경 세포의 악화를 야기합니다. 이러한 사실은 수십 년간의 연구를 통해 확인되었습니다. 게다가 수은 노출은 성장하는 아이의 자폐증과 직접적인 연관성을 가져 왔습니다. 2003년 「소아 중독 치료Pediatric Rehabilitation」 저널의 한 연구 논문에는 다음과 같이 실려 있습니다. "이 연구는 티메로살이 포함된 아동 백신에서 수은의 증가와 신경 발달 장애 사이의 연관성에 관한 추가적인 역학적 증거를 제공하고 있습니다."[109] 아이들에 있어 티메로살 노출과 신경 발달 문제 간의 연관성에 관한 많은 연구를 검토하고자 한다면 「중대한 백신 연구에 관한 밀러의 보고서」를 추천합니다.

홍역, 유행성 이하선염, 풍진 MMR

〔MMR-Ⅱ〕

성분 amino acid, bovine albumin or serum, chick embryo fibroblasts, human serum albumin, gelatin, monosodium L-glutamate, neomycin, phosphate buffers, sorbitol, sucrose, vitamins

MMR백신에는 세 가지 생바이러스가 포함되어 있고, 각각은 생물학적 배지에서 자랍니다. 이 특정한 백신의 경우, 그 배지는 유리 아미노산과 암소, 닭, 그리고 유산된 태아 단백질입니다. 단백질이나 아미노산 성분을 주입하는 것은 항체-매개 자가 면역 반응을 일으키는 원인 중 하나입니다.

홍역, 유행성 이하선염, 풍진, 수두(바리셀라) MMRV

〔ProQuad〕

성분 bovine albumin or serum, gelatin, human serum albumin, MRC-5 cellular protein, monosodium L-glutamate, neomycin, sodium phosphate dibasic, sodium bicarbonate, sorbitol, sucrose, potassium phosphate monobasic, potassium chloride, potassium

MRC-5 세포성 단백질MRC-5 Cellular protein

MRC-5는 유산된 인간 태아에서 획득한 조직에서 비롯한 것입니다. 자가 면역 과정을 영속시킬 수 있는 한 가지 요인은 기관 조직이 파괴될 때 세포 내부에서 혈액 안으로 DNA가 유출되는 것입니다. 이 유리된 DNA는 동일한 면역 반응에 의해 표적이 되고 제거되어야 하며, 이는 다시 조직 파괴, DNA 유출, 그리고 유리된 DNA를 제거하기 위해 더 많은 항체가 생성되는 순환 구조로 이어집니다. 그러고는 이 과정을 통해 더 많은 조직의 파괴가 일어납니다. 헬렌 라타이작Helen Ratajczak 박사 연구에 따르면 1995년 '타입이 맞지 않는nontyped' 인간 DNA를 백신 내에 도입하면서 자폐증 발병률이 급증했음을 발견하였습니다.[110] 수혈할 때 수여자는 기증자와의 호환성을 위해 '타입이 맞아야'만 합니다. 백신 접종에서 MRC-5를 쓰는 것은 인간에게 인간 DNA를 주입하는 형태긴 해도, '타입 맞추기'가 백신만으로는 가능하지 않습니다.

L-글루탐산(일)나트륨monosodium L-glutamate(MSG)

대부분의 사람은 일부 중국 식당에서 사용되는 L-글루탐산(일)나트륨에 노출된 결과인 '중화요리 증후군'에 대해 잘 알고 있습니다. 많은 사람이 심지어 L-글루탐산(일)나트륨을 입으로 섭취할 때조차도 아주 미세한 양에 극도로 민감합니다. 주사로 L-글루탐산(일)나트륨을 맞는다면 더욱 심각합니다. L-글루탐산(일)나트륨의 노출로 인한 일반적인 증상으로는 두통, 발작, 천식이 그리고 장기간 노출시 발생할 수 있는 신경 발달 지연 등이 발생할 수 있습니다.

장염(로타바이러스) Rotavirus

(RotaTeq)

성분 cell culture media, fetal bovine serum, sodium citrate, sodium diphosphate monobasic monohydrate, sodium hydroxide sucrose, polysorbate 80

이 백신은 유아나 어린아이에게서 일어나는 설사의 일반적인 원인을 퇴치하기 위해 사용됩니다.

성인형 파상풍, 디프테리아, 백일해 Tdap

(Boostrix)

성분 aluminum phosphate, formaldehyde or formalin, glutaralde hyde, 2-phenoxyethanol

이것은 미국 질병 통제 예방 센터 접종 계획에 따라 네 번 추가 적으로 아이들에게 주입되는 기본적인 촉진 주사입니다.

수두(바리셀라 Varicella)

(Varivax)

성분 bovine albumin or serum, ethylenediamine-tetraacetic acid sodium (EDTA), gelatin, monosodium L-glutamate, MRC-5 DNA and cellular protein, neomycin, potassium chloride, potassium phosphate monobasic, sodium phosphate monobasic, sucrose

이것은 표준 수두 백신이며 그 구성 요소는 앞에서 다루었습니다.

추천 자료

책

- 『장과 심리 증후군: 자폐증, 통합 운동 장애, ADD, 난독증, ADHD, 우울증, 조현병에 대한 자연 치료Gut and Psychology Syndrome: Natural Treatment for Autism, Dyspraxia, A.D.D., Dyslexia, A.D.H.D., Depression, Schizophrenia. 2nd Edition. White River Junction』 나타샤 캠벨 맥브라이드Natasha Campbell-McBride, VT: Chelsea Green Publishing, 2010

- 『치유의 네 가지 길The Fourfold Path to Healing』 토마스 코완Thomas Cowan, 샐리 팔론 모렐Sally Fallon Morell, 제이먼 맥밀란Jaimen McMillan, S. Washington, DC: NewTrends Publishing, 2004

- 『저용량 날트렉손 책: 잘 알려지지 않은 일반 의약품인 저용량 날트렉손이 어떻게 자가 면역 질환의 치료에 혁신을 일으킬 수 있을까The LDN Book: How a Little-Known Generic Drug—Low Dose Naltrexone—Could Revolutionize Treatment for Autoimmune Diseases, Cancer, Autism, Depression, and More. White River Junction』 린다 엘스굿Linda Elsegood, VT: Chelsea Green Publishing, 2016

- 『무지개와 기생충: 유기체의 물리학The Rainbow and the Worm: The Physics of Organisms』 매완 호Mae-Wan Ho, Singapore, World Scientific Publishing Company, 2008

- 『오해의 불식: 질병, 백신 그리고 잊혀진 역사Dissolving Illusions: Disease, Vaccines, and the Forgotten History』험프리스Humphries, 주자네Suzanne, 로만 비스리아Roman Bystrianyk, CreateSpace Independent Publishing Platform, 2013

- 『학교 없는 사회Deschooling Society』이반 일리치Ivan Illich, New York City: Harper Perennial, 1972

- 『의학의 응보Medical Nemesis』이반 일리치, New York City: Pantheon Books, 1972

- 『발효의 예술The Art of Fermentation: An In-Depth Exploration of Essential Concepts and Processes from around the World』산도르 엘릭스 카츠Sandor Ellix Katz, White River Junction, VT: Chelsea Green Publishing, 2012

- 『야생 발효: 음식의 맛과 영양이 살아 있는 배양 기술Wild Fermentation: The Flavor, Nutrition, and Craft of Live-Culture Foods』산도르 엘릭스 카츠, 2nd Edition. White River Junction, VT: Chelsea Green Publishing, 2016

- 『자폐증의 환경적, 유전적 요인The Environmental and Genetic Causes of Autism』제임스 레온즈 와일러James Leons-Weiler, New York City: Skyhorse Publishing, 2016

- 『세포와 세포 하위 수준의 생명Life at the Cell and Below-Cell Level: The Hidden History of a Fundamental Revolution in Biology』 길버트 링Gilbert N. Ling, Nampa. ID: Pacific Press, 2001

- 『중대한 백신 연구에 관한 밀러의 보고서Milleer's Review of Critical Vaccine Studies: 400 Important Scientific Papers Summarized for Parents and Researchers』 밀러 산타 페Miller Santa Fe, Neil, NM: New Atlantean Press, 2016

- 『전통의 지혜가 담긴 아이 밥상The Nourishing Traditions Book of Baby and Child Care』 샐리 팔론 모렐, 토마스 코완, Washington, DC: New Trends Publishing, 2013

- 『영양 풍부한 전통 밥상 :정치적 공정성을 담은 영양과 식단 독재에 도전하는 요리책Nourishing Traditions: The Cookbook That Challenges Politically Correct Nutrition and Diet Dictocrats』 샐리 팔론 모렐, 메리 G. 에닉Mary G. Enig, 2nd Revised Edition, Washington, DC: NewTrends Publishing, n.d.

- 『세포와 겔 그리고 생명의 원동력: 세포 기능에 대한 새로운 통합 접근법Cells, Gels and the Engines of Life: A New Unifying Approach to Cell Function』 제럴드 폴락Gerald H Pollack, Seattle: Ebner and Sons Publishing, 2001

- 『물의 과학The Fourth Phase of Water: Beyond Solid, Liquid, Vapor』 제럴드 폴락, 동아시아, 2018

다큐멘터리

- 〈대의The Greater Good〉 크리스 필라로Chris Pilaro, 켄델 넬슨Kendall Nelson. BNP Pictures, 2011

- 〈백스드: 은폐에서 재앙으로Vaxxed: From Cover-up to atastrophe〉 앤드류 웨이크필드Andrew Wakefield, Burbank, CA: Cinema Libre Studio, 2016

제품

- 저용량 날트렉손 요법 www.lowdosenaltrexone.org
  www.antiaging-systems.com

- 초유 www.rawrevelations.com

- 리스토어 토양 유래 미네랄 보충제 www.shop.restore4life.com

- 안드레아스 시드 오일 www.andreasseedoils.com

- 아디야 클레리티 물 정화, 여과 시스템 www.adyawater.com

- 트라이베스트 듀엣 물 재활성화기기 www.tribestlife.com

- 미르온 물병 www.miron glas.com

- 플라스카 물병 www.flaska.us

- 웨스턴 프라이스 A. 재단 쇼핑 가이드 www.westonaprice.org/
  about-us/shopping-guide/

주석

들어가는 말

1 '필수 예방 접종 목록 vs. 연방의 예방 접종 관련 권고 사항Vaccine Requirements vs. Federal Vaccine Recommendations' 국가 백신 정보 센터National Vaccine Information Center, 2018, 미국

2 '테크나비오, 2020년까지 전 세계 인체용 백신 시장이 610억 달러에 육박할 것으로 전망Technavio Expects the Global Human Vaccines Market to Reach Close to USD 61 Billion by 2020' 비즈니스 와이어Business Wire, 2016

3 편집자 : 독일어 원문과 번역본(최혜경 옮김)은 다음을 참조

Denn diejenigen, die kleben bleiben wollen an dem, was von alter Zeit weiterrumort, die werden sehr zahlreich sein – heute sind sie ja noch in der Minderzahl –, und die werden aus der äußerlichen Betrachtung heraus und schon auch dadurch, daß die Leiber ausgefüllt werden von ahrimanischer Geistigkeit, welche darauf ausgeht, aus der äußeren Räumlichkeit heraus Begriffe und Vorstellungen und Taten zu prägen, die werden aus dem Äußeren

heraus Begriffe und Vorstellungen prägen. Man soll sich nur nichts vormachen. Man steht vor einer ganz bestimmten Bewegung. Wie damals auf jenem Konzil in Konstantinopel der Geist abgeschafft worden ist, das heißt wie man dogmatisch bestimmt hat: Der Mensch besteht nur aus Leib und Seele, von einem Geist zu sprechen ist ketzerisch –, so wird man in einer andern Form anstreben,die Seele abzuschaffen, das Seelenleben. Und die Zeit wird kommen,

vielleicht gar nicht in so ferner Zukunft, wo sich auf solch einem Kongreß wie dem, welcher 1912 stattgefunden hat, noch ganz anderes entwickeln wird, wo noch ganz andere Tendenzen auftreten werden, wo man sagen wird: Es ist schon krankhaft beim Menschen, wenn er überhaupt an Geist und Seele denkt. Gesund sind nur diejenigen Menschen, die überhaupt nur vom Leibe reden. – Man wird es als ein Krankheitssymptom ansehen, wenn der Mensch sich so entwickelt, daß er auf den Begriff kommen kann: Es gibt einen Geist oder eine Seele. – Das werden kranke Menschen sein. Und man wird finden – da können Sie ganz sicher sein – das entsprechende Arzneimittel, durch das man wirken wird. Damals schaffte man den Geist ab. Die Seele wird man abschaffen durch ein Arzneimittel. Man wird aus einer ʻgesunden Anschauung' heraus einen Impfstoff finden,durch den der Organismus so bearbeitet wird in möglichst früher Jugend, möglichst gleich bei der Geburt, daß dieser menschliche Leib nicht zu dem Gedanken kommt: Es gibt eine Seele und einen Geist. — So scharf werden sich die beiden Weltanschauungsströmungen gegenübertreten. Die eine wird nachzudenken haben, wie Begriffe und Vorstellungen auszubilden sind, damit sie der realen Wirklichkeit, der Geist- und Seelenwirklichkeit gewachsen sind.

Die andern, die Nachfolger der heutigen Materialisten, werden den Impfstoff suchen, der den Körper ≪gesund≫ macht, das heißt so macht, daß dieser Körper durch seine Konstitution nicht mehr von solch albernen Dingen redet wie von Seele und Geist, sondern ≪gesund≫ redet von den Kräften, die in Maschinen und Chemie leben, die im Weltennebel Planeten und Sonnen konstituieren. Das wird man durch körperliche Prozeduren herbeiführen. Den materialistischen Medizinern wird man es übergeben, die Seelen auszutreiben aus der Menschheit.

"오로지 신체에 관해서만 말하는 게 건강한 것이라 여깁니다. —"정신 혹은 영혼이 있다." 이런 개념에 이를 수 있는 식으로 발달하면, 병적인 증상으로 간주합니다.— 그렇게 발달하는 사람은 병자로 취급될 것입니다. 그런 병을 치료하는 약품이 개발될 것이고, — 확실하게 그렇게 된다고 제가 보장합니다. — 그게 효과를 보일 것입니다. 정신은 그 당시에(서기 869년 가톨릭 공의회를 통해) 폐기되었습니다. 영혼은 약품을 통해 폐기될 것입니다. '건강한 생각'으로 백신을 개발할 것입니다. 가능한 한 어린 시절에, 기왕이면 출생 즉시 그 백신을 접종해서 유기체를 가공합니다. 그래서 인간 신체가 '정신과 영혼이 있다'는 생각을 아예 하지 못하게 됩니다. 그 정도로 철저하게 두 세계관의 흐름이 나뉘게 됩니다. ⋯ 육체적 과정을 통해 그런 것을 유발할 수 있습니다. 인류에서 영혼을 몰아내기 위해 물질주의적 의학자한테 그런 것을 맡길 것입니다."

4 편집자 : 독일어 원문과 번역본(최혜경 옮김)은 다음을 참조

Vor allen Dingen aber wird es sich für diese Geister der Finsternis darum handeln, dasjenige, was nun auf der Erde sich verbreitet und in dem die Geister des Lichtes in ihrer richtigen Richtung fortwirken können, das in Verwirrung zu bringen, das in falsche Richtungen zu bringen. Ich habe auf eine solche falsche Richtung, die zu den paradoxesten gehört, schon hingewiesen. Ich habe Sie darauf hingewiesen, daß ja freilich die Menschenleiber sich so entwickeln werden, daß in ihnen eine gewisse Spiritualität Platz finden kann, daß aber der materialistische Sinn, der sich immer mehr ausbreiten wird durch die Anweisungen der Geister der Finsternis, dagegen arbeiten und mit materiellen Mitteln dagegen kämpfen wird. Ich habe Ihnen gesagt, daß die Geister der Finsternis ihre Kostgeber, die Menschen, in denen sie wohnen werden, dazu inspirieren werden, sogar ein Impfmittel zu finden, um den Seelen schon in frühester Jugend auf dem Umwege durch die Leiblichkeit die Hinneigung zur Spiritualität auszutreiben. Wie man heute die Leiber impft gegen dies und jenes, so wird man zukünftig die Kinder mit einem Stoff impfen, der durchaus hergestellt werden kann, so daß durch diese Impfung die Menschen gefeit sein werden, die «Narrheiten» des spirituellen Lebens nicht aus sich heraus zu entwickeln, Narrheiten selbstverständlich im materialistischen Sinne gesprochen.

"물론 인간 신체는 특정 영성이 자리 잡을 수 있는 쪽으로 발달할 것입니다. 그런데 어둠의 정신들 지도 하에 점점 더 확산될 물질주의적 의도가 그렇게 되지 않도록 작업하고, 물질주의적 수단을 이용해 전투를 벌일 것입니다. 신체라는 우회로를 통해 어린아이의 영혼에서 영성에 대한 성향을 몰아내기 위해 어둠의 정신들은 그들 하숙집 주인, 즉 그들이 들어가 사는 인간에게 영감을 불어넣어 심지어 특정 백신을 개발하게 할 것입니다. 오늘날 여러 가지 질병에 면역이 되도록 신체에 예방 접종을 합니다. 미래에는 영성적인 생활을 하려는 '바보'를 스스로 발달시키지 않도록 어린아이에게 면역이 생기도록 질료를 백신으로 개발할 수 있게 됩니다. 여기서 '바보'는 물론 물질주의적 의미로 말한 것입니다."

1 chapter

5 『무엇이 우리 아이들을 병들게 하는가?: 어떻게 산업 식품들은 만성 질환 유행병을 초래하고 있는가, 그리고 부모(그리고 의사)는 여기에 대해 무엇을 할 수 있는가What's Making Our Children Sick?: How Industrial Food Is Causing an Epidemic of Chronic Illness, and What Parents (and Doctors) Can Do About It』 미셸 페로Michelle Perro, 뱅샌느 아담스Vincanne Adams, 첼시 그린 출판사 Chelsea Green Publishing, 2017

6 '자폐 스펙트럼 장애에 대한 데이터 및 통계Autism Spectrum Disorder(ASD) Data & Statistics' 미국 질병 예방 통제 센터Centers for Disease Control and Prevention(이하CDC), 2012

7 주석 5와 같은 책

8 '천식과 관련한 최근 자료Most Recent Asthma Data' CDC, 2017

9 주석 5와 같은 책 9장

10 '미국 내 발달 장애 진단을 받은 소아 유병률 추측치(2014~2016)Estimated Prevalence of Children with Diagnosed Developmental Disabilities in the United States, 2014-2016' 벤냐민 자블로스키Benjamin Zablotsky, 린지 I.블랙Lindsey I. Black, 스티븐J. 블럼버그Stephen J. Blumberg, 국립 보건 통계 센터National Center for Health Statistics, 2017, 미국

2chapter

11 「윌리엄 콜리의 독소 그리고 뼈와 연조직 육종의 치료The Toxins of William B. Coley and the Treatment of Bone and Soft-Tissue Sarcomas」 에드워드 매카시Edward F. McCarthy, 아이오와 정형외과 저널Iowa Orthopaedic Journal 26: p 154-158, 2006

12 '발상의 기원: 암을 죽이는 윌리엄 콜리의 독소Germ of an Idea: William Coley's Cancer-Killing Toxins' 칼 엥겔킹Carl Engelking, 디스커버 매거진Discover Magazine, 2016

13 주석 11과 같은 논문

14 이 수치는 암 연구소의 설립자이자 윌리엄 콜리William B. Coley의 딸인 헬렌 콜리 너츠Helen Coley Nauts와의 개인적 소통으로부터 나온 것이다.

15 주석 12와 같은 기사

16 주석 12와 같은 기사

17 주석 11과 같은 논문

18 주석 11과 같은 논문

19 주석 11과 같은 논문 중에서
'수십 년 동안 촉망받은 암 치료법이 더욱 개선될 예정이다.The Most Promising Cancer Therapy in Decades Is About to Get Better' 에드 용Ed Yong, 디 애틀랜틱The Atlantic, 2016

20 「아세트아미노펜이 자폐 유행병을 촉발하였는가?Did Acetaminophen Provoke the Autism Epidemic?」 피터 굿Peter Good, 대안 의학 리뷰: 임상 요법 저널Alternative Medicine Review: A Journal of Clinical Therapeutic 14, no.4 : p364~372, 2009

「아세트아미노펜(파라세타몰) 사용, MMR 백신 접종, 그리고 자폐 장애: 부모 조사의 결과Acetaminophen(Paracetamol) Use, Measles-Mumps-Rubella Vaccination, and Autistic Disorder: The Results of a Parent Survey Autism」 스티븐 슐츠Stephen T. Schultz 외, 국제 연구 및 임상 저널The International Journal of Research and Practice 12, no.3: p293~307, 2008

21 「홍역 다루기. 열을 내리기 위해 파라세타몰을 줄 필요가 없다Managing Measles. Giving Paracetamol for Fever Is Unnecessary」 W.H. 하빙가W.H. Havinga, 영국 의학 저널British Medical Journal(BMJ) 314, no.7095: 1692~1693, 1997;

「감염 질환 소아에 대한 이부프로펜—해열 효능Ibuprofen in Children with Infective Disorders—Antipyretic Efficacy」 M.A. 파드케M.A. Phadke, P.V. 파랑제이프P.V. Paranjape, A.S 조쉬A.S Joshi, 영국 임상 종양 학회지British Journal of Clinical Practice 39, no.11~12: p437~440, 1985

22 「자가 면역의 자기 조직화 임계 이론Self-Organized Criticality Theory of Autoimmunity」 켄 쓰미야마Ken Tsumiyama, 유미 미야자키Yumi Miyazaki, 슌이치 시오자와Shunichi Shiozawa, 플로스원PLoSONE 4, no.12, 2009

23 「백신 보조제로 인해 유발된 자가 면역/염증 증후군 : 병원病原적, 임상적, 진단적 양상에 대한 발표(2013년)Autoimmune/Inflammatory Syndrome Induced by Adjuvants (ASIA) 2013 : Unveiling the Pathogenic, Clinical and Diagnostic Aspects」 카를로 페리코네Carlo Perricone 외, 자가 면역 저널Journal of Autoimmunity 47: p1~16, 2013

「예방 접종 후 자가 면역 예측: 누가 위험에 처하게 될까?Predicting Post-Vaccination Autoimmunity: Who Might Be at Risk?」 알레산드라 소리아노Alessandra Soriano, 기드온 네셔Gideon Nesher, 예후다 숀펠트Yehuda Shoenfeld, 약리학 연구 저널Pharmacological Research 92: p18~22, 2015

24 '수렵-채집인 식단은 신체에 어떤 영향을 미치는가What a Hunter-Gatherer Diet Does to the Body' 팀 스펙터Tim Spector, CNN, 2017

25 주석 24와 같은 기사

26 '국립 보건원의 인간 미생물 군집 프로젝트, 인체 내의 정상적 박테리아 구성을 밝혀 내다NIH Human Microbiome Project Defines Normal Bacterial Makeup of the Body' 레이먼드 맥두걸Raymond MacDougall, 국립 보건원National Institutes of Health, 2012, 미국

27 「우리는 정말 수적으로 엄청난 열세인가? 인체 내 박테리아와 숙주 세포의 비율에 대한 재검토Are We Really Vastly Outnumbered? Revisiting the Ratio of Bacterial to Host Cells in Humans」 론 센더Ron Sender, 샤이 푹스Shai Fuchs, 론 밀로Ron Milo, 셀Cell誌 164, no. 3: p337~340, 2016

28 「신바이오틱이 제왕 절개로 분만된 유아의 장내 미생물군에 미치는 영향: 무작위 배정, 이중 맹검, 다기관 연구Effect of Synbiotic on the Gut Microbiota of Cesarean Delivered Infants: A Randomized, Double-Blind, Multicenter Study」 메이 첸 추아Mei Chien Chua 외, 소아 소화기병 학과 영양 저널Journal of Pediatric Gastroenterology and Nutrition 65, no. 1: p102, 2017

29 '백신의 위험성과 이득 사이의 절충점에 대해 재검토를 해야 하는 이유Why We Need to Reexamine the Risk/Benefit Tradeoffs of Vaccin' 스테파니 셰네프Stephanie Seneff, 『식품, 농업, 치유의 현명한 전통Wise Traditions in Food, Farming and the Healing Arts』, 2015

30 「조눌린과 장벽 기능의 조절: 염증, 자가 면역, 암에 이르는 생물학적 관문Zonulin and Its Regulation of Intestinal Barrier Function: The Biological Door to Inflammation, Autoimmunity, and Cancer」 알레시오 파사노Alessio Fasano, 생리학 리뷰Physiological Reviews 91, no. 1: p151~175, 2011

31 「다발 경화증에서 장내 미생물군이 특정 역할을 한다는 연구 결과Study Hints Gut Microbiome Plays a Role in Multiple Sclerosis」 케이트 오루크Kate O'Rourke, 소화기병 학과 내시경술 소식Gastroenterology & Endoscopy News, 2014

32 '다발 경화증이 장에서 시작될 수 있을까?Could Multiple Sclerosis Begin in the Gut?' 브렛 스테트카Bret Stetka, 사이언티픽 어메리칸Scientific American, 2014; 「장 미생물군과 다발 경화증Gut Microbiome and Multiple Sclerosis」 파반 바르가바Pavan Bhargava, 엘렌 모우리Ellen M. Mowry, 최신 신경학 및 신경 과학 보고서Current Neurology and Neuroscience Reports 14, no. 10: p492, 2014

6chapter

33 『물의 과학The Fourth Phase of Water: Beyond Solid, Liquid, Vapor』 제럴드 H. 폴락, 동아시아, 2018

8chapter

34 「시간이 경과하면 소실되는 수두 백신의 면역력Loss of Vaccine-Induced Immunity to Varicella over Time」 산드라 샤베스Sandra S. Chaves 외, 뉴잉글랜드 의학 저널New England Journal of Medicine 356, no. 11: p1121~1129, 2007

35 '수두 예방 접종의 영향에 대한 관찰Monitoring the Impact of Varicella Vaccination' CDC, 2016

36 「관상 동맥성 심장 질환의 위험 요소로서의 감염의 이중 역할Dual Role of Infections as Risk Factors for Coronary Heart Disease」 에르키 페소넨Erkki Pesonen 외, 죽상 경화증Atherosclerosis誌 192, no. 2: p370~375, 2007

37 '수두 병력이 뇌암 발병 위험을 감소시킨다History of Chicken Pox May Reduce Risk of Brain Cancer Later in Life' 그라시엘라 구티에레즈Graciela Gutierrez, 베일러 의과 대학Baylor College of Medicine, 2016

38 '대상 포진 추이 관찰Shingles Surveillance' CDC, 2017

39 「수두 백신 적용 범위가 증가하는 기간 동안 행동 위험 인자 감시 시스템(BRFSS)에 의해 도출된 매사추세츠 지역의 수두 및 대상 포진 발병률(1998~2003)The Incidence of Varicella and Herpes Zoster in Massachusetts as Measured by the Behavioral Risk Factor Surveillance System(BRFSS) during a Period of Increasing Varicella Vaccine Coverage, 1998~2003」 W.캐서린 이W. Katherine Yih 외, BMC 공중 보건BMC Public Health 5: p68, 2005

40 「대상 포진에 대한 면역을 향상시키는 수두 감염: 대규모 수두 백신 접종의 영향Exposure to Varicella Boosts Immunity to Herpes-Zoster: Implications for Mass Vaccination against Chickenpox」 M. 브리슨M. Brisson 외, 백신Vaccine誌 20, no.19~20: p2500~2507, 2002

41 주석 39와 같은 논문

42 옮긴이: exogenous boosting(EB). 수두에 걸린 사람과 접촉하거나 어릴 때 앓은 수두로 신체 내 갖고 있는 바리셀라-조스터 바이러스(VZV)에 주기적으로 노출되면서 세포 매개성 면역이 강화됨

43 「대상 포진 역학을 고려한 미국의 일반적 수두 예방 접종의 비용 편익 분석 Cost-Benefit Analysis of Universal Varicella Vaccination in the U.S. Taking into Account the Closely Related Herpes-Zoster Epidemiology」 S.골드만S.Goldman, 백신Vaccine誌 23, no. 25: p3349~3355, 2005

44 「수두 또는 어린이와의 접촉 및 성인의 대상 포진 예방: 사례 대조군 연구 Contacts with Varicella or with Children and Protection against Herpes Zoster in Adults: A Case-Control Study」 사라 L. 토마스Sara L. Thomas, 제레미 G. 휠 러Jeremy G. Wheeler, 앤드류 J. 홀Andrew J. Hall, 랜싯Lancet誌 360, no.9334: p678~682, 2002

45 「예방 접종을 한 아동에게서 대상 포진이 의심되는 경우의 검사 진단적 특성 Laboratory Characteristics of Suspected Herpes Zoster in Vaccinated Children」 콜린 춘Colleen Chun 외, 소아 감염 질환 저널Pediatric Infectious Disease Journal 30, no. 8: p719~721, 2011

46 주석 45와 같은 논문

47 「미국의 보편한 수두 예방 접종 프로그램 검토: 안테로프 밸리의 수두 능동 적 감시 프로젝트 데이터를 중심으로 한 대상 포진 발병률, 비용 효율 및 백 신 효능Review of the United States Universal Varicella Vaccination Program: Herpes Zoster Incidence Rates, Cost-Effectiveness, and Vaccine Efficacy Based Primarily on the Antelope Valley Varicella Active Surveillance Project Data」 G.S. 골드만G.S. Goldman, P.G. 킹P.G. King, 백신Vaccine誌 31,no.13: p1680~1694, 2013

48 '대상 포진 백신인 조스타박스 접종자 머크社 고소, 백신 접종으로 인한 손상과 사망 발생 주장Zostavax Patients Sue Merck, Claiming Shingles Shot Caused Injuries and Death' 에릭 사고노프스키Eric Sagonowsky, 피어스 파르마 FiercePharma, 2017

49 '조스타박스 승인서, 2014년 8월 28일자August 28, 2014Approval Letter-ZOSTARVAX' 머크社에 보낸 승인서Letter to Merck Sharp & Dohme Corp., 웰링턴 선 및 미국 식품 의약국Wellington Sun and US Food and Drug Administration, 2014

50 주석 48과 같은 기사

51 「대상 포진Herpes Zoster」 R. E. 프리드R. E. Fried, 뉴잉글랜드 의학 저널New England Journal of Medicine, no.18: p369, 2013

52 「대상 포진 백신 접종 실시 이후에 나타난 심각한 자가 면역 이상 반응 사례: 국가 데이터베이스 내 이상 사례에 대한 대조군 연구Severe Autoimmune Adverse Events Post Herpes Zoster Vaccine: A Case-Control Study of Adverse Events in a National Database」 이 춘 라이Yi Chun Lai, 익 웡 유Yik Weng Yew, 피부과 약물 저널Journal of Drugs in Dermatology 14, no. 7: p681~684, 2015

53 주석 48과 같은 기사

54 주석 48과 같은 기사

55 '보고서: 글락소스미스클라인社의 벡세로, 싱글릭스, 2022년까지 매출 10억 달러 달성 예정GlaxoSmithKline's Bexsero, Shingrix to Pass $1B Sales Mark by 2022: Report' 피어스 파르마Fierce Pharma, 2017

56 'CDC 직원들이 '복도에서 울어야' 하는 10가지 이유10Reasons CDC Employees Should Be 'Crying in the Hallways'' J.B. 핸들리J.B. Handley, 미디엄Medium, 2017, 블로그

57 주석 56과 같은 칼럼

58 주석 56과 같은 칼럼

59 옮긴이: double-blind trial. 편향이나 선입견 작용을 막기 위해 실험이 끝날 때까지 실험자와 피험자 모두에게 특정한 정보를 공개하지 않는 실험 방식

60 '소아마비란?What Is Polio?' CDC, 2017

61 '소아마비의 시대 시리즈: 폭발The Age of Polio Series: Explosion' 댄 옴스테드 Dan Olmsted, 자폐의 시대 : 자폐증 만연 일간 웹 신문Age of Autism : Daily Web Newspaper of Autism Epidemic, 2016;

'소아마비의 시대: 오래된 바이러스와 새로운 독소가 인공 전염병을 유발한 방법The Age of Polio: How an Old Virus and New Toxins Triggered a Man-Made Epidemic' 댄 옴스테드, 마크 블랙실Mark Blaxill, 자폐의 시대 : 자폐증 만연 일간 웹 신문, 2011

62 주석 61과 같은 칼럼

63 주석 61과 같은 칼럼

64 주석 61과 같은 칼럼

65 옮긴이: NaAsO2. 탄산 나트륨과 산화 비소를 용융하여 제조되며, 백색 또는 회색을 띠고 있으며, 판상 또는 분말 형태로 물에 용해된다. 포도 재배(살충제), 원피原皮 보존, 의약, 비누와 방부제 제조 등에 사용된다.

66 주석 61과 같은 칼럼

67 주석 61과 같은 칼럼

68 주석 61과 같은 칼럼

69 『반 노스트란트 과학 백과사전 제5판Van Nostrand's Scientific Encyclopedia, Fifth Edition』 더글라스 M. 콘시딘Douglas M. Considine, 1775 (반 노스트란트 라인홀드 출판사Van Nostrand Reinhold, 1995)

70 '소아마비 바이러스의 식별은 얼마나 과학적이었나?How Scientific Was the Identification of the Poliovirus?' 마르코 차세레스Marco Cáceres, 백신 반응The Vaccine Reaction誌, 2017

71 주석 60과 같은 출처

72 「자연 실험: 아프리카 도시 공동체의 영유아에 대한 디프테리아-파상풍-백일해 및 경구 소아마비 백신 도입The Introduction of Diphtheria-Tetanus-Pertussis and Oral Polio Vaccine among Young Infants in an Urban African Community: A Natural Experiment」 쇠렌 벵겔 모겐센Søren Wengel Mogensen 외, 이바이오메디슨EBioMedicine 17: p192~198, 2017,doi:10.1016/j.ebiom.2017.01.041

73 「새로운 살충제의 공중 보건 측면Public Health Aspects of the New Insecticides」 모르튼 S. 비스킨트Morton S. Biskind, 미국 소화기 질환 저널 American Journal of Digestive Diseases 20, no. 11: p331~341, 1953

74 주석 61과 같은 칼럼

75 『DDT 작용에 대한 생리학적 조사Physiological Investigations into the Action of DDT』 대니얼 드레스덴Daniel Dresden, G.W. 반 데어 빌 출판사G.W. Van Der Wiel & Co., 1949

76 「소아마비를 유발하는 독성의 원인 및 조사의 방해에 대한 성명서The Poison Cause of Poliomyelitis and Obstructions to Its Investigation」 랄프 R. 스코비 Ralph R. Scobey, 소아 청소년학 기록Archives of Pediatrics 69, no.4: p172~193, 1952

77 주석 73과 같은 논문

78 '공법Public Law 518', 『연방법Federal Statutes』, Volume 68, p511,1954 ; '공법 Public Law 905' 『연방법Federal Statutes』, 1956, 미국

79 「1958년 디트로이트 소아마비 전염병에 대한 실험실 데이터Laboratory Data on the Detroit Poliomyelitis Epidemic—1958」 미국 의학 협회 저널Journal of the American Medical Association 72: p807~812, 1960

10chapter

80 「홍역과 볼거리 의심 혈관 질환과의 연관성: 일본 협력 코호트(JACC) 연구 Association of Measles and Mumps with Cardiovascular Disease: The Japan Collaborative Cohort(JACC) Study」 야스히코 구보타Yasuhiko Kubota 외, 죽상경화증Atherosclerosis誌 241, no. 2: p682~686, 2015;

「난소암에 대한 증례 대조군 연구A Case Control Study of Carcinoma of the Ovary」 M. L. 뉴하우스M. L. Newhouse 외, 영국 예방 및 사회 의학 저널British Journal of Preventive & Social Medicine 31, no. 3: p148~153, 1977;

「열성 감염 및 악성 흑색종: 사례 대조군 연구의 결과Febrile Infections and Malignant Melanoma: Results of a Case-Control Study」 K.F. 쾨멜 K. F. Kölmel, O. 게펠러O. Gefeller, B. 하퍼캄프B. Haferkamp, 흑색종 연구Melanoma Research 2, no. 3: p207~211, 1992;

「암 환자의 역사 및 대조 대조군의 열성 전염성 소아 질환Febrile Infectious Childhood Diseases in the History of Cancer Patients and Matched Controls」 H. U 알보니코H.U. Albonico, H.U. 브래커H.U. Bräker, J. 휘슬러J. Hüsler, 의학 가설 Medical Hypotheses 51, no. 4: 315~320, 1998;

「유아기 질병이 비非 호지킨 림프종(NHL) 및 호지킨 림프종(HL) 위험에 영향을 미치나? 북부 및 남부 이탈리아의 사례 대조 연구Do Childhood Diseases Affect NHL and HL Risk? A Case-Control Study from Northern and Southern Italy」 마우리지오 몬텔라Maurizio Montella 외, 백혈병 연구Leukemia Research 30, no. 8: 917~922, 2006

81 '천연두와 기타 치명적인 유라시아 세균에 대한 이야기The Story of … Smallpox— and Other Deadly Eurasian Germs' PBS.org, 2005

82 '질병 정보 설명, 홍역: 부모가 알아야 할 사항Disease Information Statement, Measles: What Parents Need to Know' 사전 동의를 지지하는 의사들Physicians for Informed Consent, 2017년 12월 업데이트

83 '후천 면역 결핍증과 관련된 사람의 바이러스 감염Viral Infections in Man Associated with Acquired Immunological Deficiency States' 메리건T.C. Merigan and D.A. 스티븐스D.A. Stevens, 페더래이션 프로시딩스Federation Proceedings 30, no.6: p1858~1864, 1971

11chapter

84 주석 72와 같은 논문 192~198쪽

85 옮긴이: LDN 중추신경계 해독제

86 옮긴이: 장 건강 보조제

87 옮긴이: leek, 부추과의 식물

88 옮긴이: Ghee, 남아시아 요리에 쓰는 버터

89 「조눌린, 밀착 접합의 조절과 자가 면역 질환Zonulin, Regulation of Tight Junctions, and Autoimmune Diseases」 알레시오 파사노Alessio Fasano, 뉴욕 과학원 회보Annals of New York Academy of Sciences 1258, no. 1: p25~33, 2012

90 '육아 이야기Tales from the Nursery' 시드니 스피겔Sydney Spiesel, 다라 카스Dara Kass, 브라이언 토마스 플레쳐Brian Thomas Fletcher, 슬레이트Slate, 2006

12chapter

91 옮긴이: Terry Wahls, 다발 경화증을 앓았던 왈즈는 '왈즈 프로토콜Wahls' Protocol'(휠 프로토콜)이라는 수정된 팔레오 식이 요법을 사용하여 질병의 증상과 전반적 관리를 돕는 방법을 발견했다.

92 편집자: 자외선을 차단해 내부 구성물의 산화를 방지해 주는 검정 유리 제품명

93 편집자: 이탈리아 사르디니아Sardegna 지역의 천연 석영을 사용해 실리카 함유량이 높고, 물을 육각 진동 구조로 되돌리게 프로그래밍된 유리병 상표

94 옮긴이: beet kvass, 비트로 만든 저알코올 호밀 발효주

맺는말

95 『전통의 지혜가 담긴 아이 밥상The Nourishing Traditions Book of Baby& Child Care』 샐리 팔론 모렐, 토마스 S. 코완, 뉴트렌드 출판사NewTrends Publishing, 2013

96 『아동 백신과 관련된 부작용: 인과 관계에 대한 증거: 10장 죽음Adverse Events Associated with Childhood Vaccines: Evidence Bearing on Causality: Death』 의약품 연구원 백신 안전 위원회Institute of Medicine Vaccine Safety Committee (캐슬린 R. 스트래턴Kathleen R. Stratton, 신시아 J. 하우Cynthia J. Howe, 리차드 B. 존스턴Richard B. Johnston 편집), 국립 학술 출판사National Academies Press, 1994

부록1

97 '생후 첫해 적시 백신 접종은 신경 심리학적 결과에 부정적 영향을 미치지 않는다On-time Vaccine Receipt in the First Year Does Not Adversely Affect Neuropsychological Outcomes' 마이클 J. 스미스Micahel J. Smith, 찰스 R. 우즈 Charles R. Woods, 소아과 학회Pediatrics誌 125, no.6, 2010, 미국

부록2

98 '포도당 주사에 대한 연방 식품, 의약품 및 화장품 법Federal Food, Drug and Cosmetic Act for Dextrose Injections' 보건복지부Department of Health and Human Services, 식품 의약국Food and Drug Administration, 문서 NDA 12-626/ S-019Document NDA 12-626/S-019

99 "알루미늄을 포함한 다양한 (백신) 보조제에 의한 면역 체계의 과자극은 중추 신경계에 영향을 미치는 심각한 자가 면역 장애에 대한 본질적인 위험을 수반한다.Hyperstimulation of the immune system by various(vaccine) adjuvants, including aluminum, carries an inherent risk for serious autoimmune disorders affecting the central nervous system" 「중추 신경계 내의 알루미늄: 인간과 동물의 독성, 백신 보조제 및 자가 면역Aluminum in the Central Nervous System(CNS): Toxicity in Humans and Animals, Vaccine Adjuvants, and Autoimmunity」 크리스토퍼A. 쇼Christopher A. Shaw, L. 톰제노빅L. Tomljenovic, 면역학 연구Immunologic Research 56, no.2~3: 304~316, 2013

100 주석 100과 같은 논문

101 "우리의 결과는 … 예방 접종을 통해 다양한 연령의 취학 전 아동에게 투여되는 '알루미늄'의 양과 '자폐 스펙트럼 장애'의 유병률 증가 사이에 인과 관계가 있음을 시사한다.Our results...suggest that a causal relationship may exist between the amount of'aluminum' administered to preschool children at various ages through vaccination and the rising prevalence of 'autism spectrum disorders'" 「알루미늄 백신 보조제가 자폐증의 유병률 증가에 기여하는가?Do Aluminum Vaccine Adjuvants Contribute to the Rising Prevalence of Autism?」 루시아 톰제노빅Lucija Tomljenovic, 크리스토퍼 A. 쇼Christopher A. Shaw, 무기 생화학 저널Journal of Inorganic Biochemistry 105, no.11: p1489~99, 2011

102 "임상 및 실험 데이터에 근거하여 일반 인구에 투여되는 명반 함유 백신의 용량을 지속적으로 증량할 경우, 발생할 수 있는 장기적인 신경학적 영향에 대해 더 많은 주의를 기울여야 한다고 판단된다.On the grounds of our clinical and experimental data, we believe that increased attention should be paid to possible long-term neurologic effects of continuously escalating doses of alum-containing vaccines administered to the general population" 「대식 세포 근막염: 특성화 및 병태 생리학MacrophagicMyofasciitis: Characterization and Pathophysiology」 K. 게라르디K.Gherardi, F.J 오티에F. J. Authier, 루푸스Lupus誌 21, no.2: p184~189, 2012

103 「포름알데히드Formaldehyde, 2-부톡시에탄올2-Butoxyethanol, 1-테르트-부톡시프로판-2-Ol1-tert-Butoxypropan-2-Ol」 인간에 대한 발암성 위험 평가에 관한 국제 암 연구 그룹International Agency for Research on Cancer Working Group on the Evaluation of Carcinogenic Risks to Humans, IARC 수록 논문 88: p1~478, 2006

104 'NTP, 발암 물질에 대한 12차 보고서NTP 12th Report on Carcinogens' 미국 보건 복지부 독성학 프로그램National Toxicology Program, 발암 물질 보고서 : 발암 물질 프로파일Report on Carcinogen: Carcinogen Profiles 12: piii-499, 2011

105 「치위생사 및 조무사의 글루타르알데히드 및 포름알데히드 유발 알레르기 접촉 피부염Glutaraldehyde-Induced and Formaldehyde-Induced Allergic Contact Dermatitis among Dental Hygienists and Assistants」 스콧 M. 라비스Scott M. Ravis 외, 미국 치과 협회 저널Journalof the American Dental Association 134, no.8: p1072~1078, 2003;

「천식을 유발하는 글루타르알데하이드Glutaraldehyde-Induced Asthma」 S. 퀴어스S. Quirce 외, 알레르기Allergy誌 54, no.10: p1121~1122, 1999;

「글루타르알데하이드의 유전 독성 및 발암성 연구-리뷰Genetic Toxicity and Carcinogenicity Studies of Glutaraldehyde-A Review」 에롤 자이거Errol Zeiger, 바스카 골라푸디Bhaskar Gollapudi, 파멜라 스펜서Pamela Spencer, 돌연변이 연구Mutation Research 589, no.2: p136~151, 2005;

「글루타르알데하이드 노출 후 다양한 면역학적 반응Divergent Immunological Responses Following Glutaraldehyde Exposure」 샬라 아자디Shahla Azadi, 킴벌리 J. 클링크imberly J. Klink ,B. 진 미드B. Jean Meade, 약리학 및 독성학 Toxicology and Applied Pharmacology 197, p1~8, 2004

106 '2-페녹시에탄올 MSDS2-Phenoxyethanol MSDS' 물질 안전 보건 자료Material Safety Data Sheet, ScienceLab.com, 2013

107 '폴리소르베이트 80의 위험성Polysorbate 80 Risks' 백신 초이스 캐나다Vaccine Choice Canada, 2013

108 '백신 내 수은에 대해 많이 물어 보는 질문 모음Mercury in Vaccines FAQs' 백신 정보 센터National Vaccine Information Center, 2018

109 「티메로살이 아동기 신경 발달 장애에 미치는 영향에 대한 평가An Assessment of the Impact of Thimerosal on Childhood Neurodevelopmental Disorders」 데이비드 A. 가이어David A. Geier, 마크 R. 가이어Mark R. Geier, 소아 재활Pediatric Rehabilitation誌 6, no.2, p97~102, 2003

110 「자폐증의 이론적 측면: 원인-리뷰Theoretical Aspects of Autism: Causes-A Review」 헬렌 V. 라타작Helen V. Ratajczak, 면역 독성학 저널Journal of Immunotoxicology 8, no.1: p68~79, 2011

추천의 글

몇 년 전, 국제 식품 보호 협회IAFP 연례 회의에서 생유生乳를 주제로 한 토론에 참석한 적이 있습니다. 이 협회는 저온 살균, 활성 억제, 방사선 조사, 가압 처리 등을 통해 우리가 먹는 모든 음식을 무생명, 무균 상태로 만드는 데 주력하는 단체였습니다.

그 토론에서 가장 흥미로운 건 생유에 찬성하는 사람과 반대하는 사람의 세계관이 극명한 차이를 보인다는 점이었습니다. 찬성하는 사람들은 생유가 가진 놀라운 특성, 생유에는 병원균을 막아주고 건강한 장腸벽을 만들고 면역 체계를 지원하고, 그리고 자연의 완전식품에 포함된 비타민과 미네랄을 100% 동화시키는 성분이 포함되어 있다는 사실들을 열거했습니다.

하지만 저온 살균에 찬성하는 사람들의 출발점은 전혀 달랐습니다. 저온 살균 지지자인 제프 코나키Jeff Kornacki 박사는 "저의 기본 가정은 자연이 완벽하지 않다는 것입니다. 자연은 야생적이고, 그렇기에 위험할 수 있습니다."라고 말합니다. 그러면서 그는 한 입만 먹어도 치명적일 수 있는 독우산광대버섯을 언급했습니다. 마치 태초부터 세상의 모든 포유류 새끼에게 영양을 공급해 온 마법의 영약인 생유 역시 위험한 정도가 아니라 치명적인 독성을 지녔을 수도 있다는 것처럼 말입니다.

코나키는 자연을 위험하고 적대적인 것으로 여기며, 그 위험을 전제로 과학적 패러다임을 구축한 과학자와 보건 관료의 전형입니다. 그들은 콜레스테롤이나 동물성 지방처럼 우리 삶을 가능케 하는 바로 그 요소를 위험 대상으로 상정합니다. 공중 보건 관계자들은 생유뿐 아니라 붉은 고기와 달걀처럼 건강에 좋은 식품도 공격합니다. 햇빛은 적이며, 친구인 미생물이 우리를 죽이려 한다고 이야기합니다. 이 세계관에 따르면 이런 것들은 자연에 내재하는 실수이며, 과학자가 동원할 수 있는 최신 기술로 맞서 싸워야 합니다.

보건 당국자가 자연을 불완전하며 위험하다고 가정할 때, 우리 앞에는 저온 살균부터 일상적인 항생제 사용, 그리고 예방 접종에 이르기까지 온갖 종류의 부적절한 조치들이 놓이게 됩니다. 불행하게도 이는 사소한 실수가 아니라 우리를 인류 역사상 가장 큰 건강 위기로 내몬 전략이며, 그로 인해 우리 아이들은 비극적일 정도로 불균형한 건강 상태에 놓이게 되었습니다.

토마스 코완은 웨스턴 프라이스Weston A. Price 박사의 대안적 주장과 맥을 같이 하는 부류의 의사입니다. 이들은 자연이 적대적이며 위험하고 불완전한 것이 아니라 거대한 지혜가 깃들어 있다고 여깁니다. 물론 자연과 인간의 삶이 조화롭게 양립하기 위해서는 적절한 조절이 필요합니다. 하지만 주삿바늘과 의약품으로 무장한 의사들이 자연과 맞붙어 결전을 벌이는 방식은 우리 삶을 건강하고, 행복하게 만들어 주지 못했습니다.

『백신과 자가 면역』은 수두나 홍역 같은 아동기 질병이 우리 면역 체계 발달에 중대한 역할을 한다는 혁명적 개념에서 시작합니다. 이 개념에서는 그렇게 발달한 면역 체계가 평생 암이나 관절염 같은 질병에 대한 보호막을 제공하며, 아동기 질병에 대한 예방 접종은 오히려 면역 체계를 위험하게 교란시킬 뿐 아니라 세포 속 세포질의 놀랍도록 지혜로운 구조를 혼란에 빠뜨린다고 봅니다.

코완은 인간 신체에 천부적 지혜가 깃들어 있다는 시각과 함께 감염병과 만성 질환을 두려움이 아닌 존중하는 자세로 치료하는 방법을 제시합니다. 이 치료는 영양이 풍부하고 만족감을 주는 식단에서 시작해, 소화와 동화를 지원하고, 발열이라는 중요한 과정이 제 역할을 할 수 있도록 허용합니다. 무엇보다 이 치료법에는 예방 접종이라는 주술과 이에 수반되는 공포가 들어설 자리가 없습니다.

샐리 팔론 모렐Sally Fallon Morell★
2018년 2월 24일

★ 미국에서 활동 중인 기고가이자 요리 연구가. 치과 의사이자 영양 학자인 웨스턴 A. 프라이스의 연구와 식이 요법을 전파하고, 전통 식단의 지혜를 보존하고자 하는 <웨스턴 A. 프라이스 재단>의 초대 회장으로, 영양가가 높은 음식을 밥상에 회복시키기 위한 노력의 일환으로 『영양이 풍부한 전통 밥상』 시리즈를 꾸준히 출간하고 있다.

옮긴이의 글

김윤근

이 책은 진리가 아닙니다. 저자가 견지하는 관점입니다.
"우리가 놓친 것은 무엇인가?"라고 질문하는 책입니다.

제가 인지의학을 처음 만난 것은 2014년 독일에서 오신 다프네 폰 보흐Daphné von Boch(인지의학 의사, 괴테아눔 의학 분과) 선생님의 강의에서였습니다.
"진정으로 치유하려는 의사는 식물 학자가 되어야 한다."
"인지의학은 치유하고, 기존 의학은 치료한다."
"우리가 먹는 것은 생명이며, 그것은 빛이 전환된 것이다."
"심장은 펌프가 아니다."
이 1주일 동안의 강의에서 생겨난 호기심과 반감은, 저에게 깊은 인상을 남겼고 다음 해 말레시아에서 열린 괴테아눔 의학 분과 의학 연수International Postgraduate Medical Training에 참가하는 원동력이 되었습니다. 그곳에서 재회한 다프네 선생님의 신장과 암에 대한 인지의학적 접근은 두 번째 질문 꾸러미를 선물로 받은 느낌이었습니다.

바이러스와 인간 사이의 대립과 공존은 인류사에 흔한 이야기입니다. 현대의 자연 과학은 지금까지 바이러스와 백신에 대한 논의만 주도하고 있습니다. 반면 백신과 자가 면역을 다룬 토마스 코완의 이 책은 인간 내면의 치유자에 대해 분명하게 강조하면서, 환경 오염으로 자가 면역 질환이 증가하는 현실을 증거를 바탕으로 주장하고 있습니다. 사람을 바라보는 관점에 따라 질병에 대한 이해와 해석이 다르며, 그 결과로 치료에 대한 이해와 치유 과정에 대한 접근 또한 달라집니다.

불안한 아이가 제대로 배울 수 없듯이, 긴장과 공포는 건강과 공존할 수 없습니다. 지금 세계를 엄습하고 있는 불안과 공포는 사람을 위한 것이 아니라 오히려 물질 우선과 이기심을 조장하는 무엇인가를 퍼트리기 위한 것으로 기능하고 있는 듯 보입니다. 언젠가 한 인터뷰에서 "인지의학적 질병의 원인을 무엇으로 보나요?"라는 질문을 받았을 때 저는 "관심사가 세상과 주위가 아니라, 자신으로 한정되는, 즉 이기적인 것이 질병의 원인이며, 관심과 애정이 나를 뛰어넘어 세계로 확장되는 것을 건강으로 보는 것 같다."고 말한 기억이 납니다.

제가 알기로 이 책은 국내에서 정식 출판되는 첫 인지의학 번역서입니다. 더욱이 청계자유 인지의학 공부 모임에서 번역이 시작되었기에 그 의미가 남다릅니다.

기꺼이 시간과 마음을 내어 주신 공동 번역자 이동민 선생님께 제일 먼저 감사드리며, 번역팀에 주도적으로 참여해 주신 문경환,

최선화 님과 지난 1년간 번역 초안을 마련해 주신 청계자유 인지의학 공부 모임의 참여자들께도 감사드립니다.

인지의학이 국내에 소개될 수 있도록 시간과 재원을 나누어 준 푸른씨앗 구성원들께도 감사의 마음을 전합니다.

한 인간의 도전과 좌절의 순간순간에, 무한한 사랑과 헌신을 보여 준 사랑스런 아내 형주와 반감을 일으킬 수도 있는 내용을 멈추지 않고 배워 갈 수 있게 밀어 준 큰아들 승현이와 작은아들 승규에게 감사하다는 말을 전하고 싶습니다.

가족 중 누군가가 백반증 같은 자가 면역 질환을 앓고 있다면 이 책이 참고가 될 것을 확신합니다. 행성 지구에서 영혼의 수호자인 어머니들에게 이 책을 바칩니다.

2021년 10월

옮긴이의 글

이동민

공동체의 한 구성원으로서, 그리고 교사로서 저는 꽤 많은 아이와 청소년이 자가 면역에 관련한 증상들을 보이며 고통받는 모습을 곁에서 지켜봐 왔습니다. 제가 어렸을 때와 비교해도 당시엔 거의 보지 못했거나, 있어도 아주 드물던 여러 증상을 많은 아이가 보여주고 있습니다. 아동기 질병의 성격이 확연히 변해가고 있음을 느낍니다.

그동안 우리 주변의 환경과 기후는 급격히 변했고, 무엇보다 우리의 식단이 큰 변화를 보였습니다. 엄청난 과학적 진보를 이루었고, 병을 바라보는 시각도 확연히 달라졌습니다. 아이러니하게도 이와 동시에 우리는 원인도 잘 알 수 없고 오랜 기간 사라지지 않고 지속되는 만성적 증상들이 우리 아이들 사이에서 증가하고 있음을 지켜보게 됩니다.

이 책의 저자 토마스 코완은 인간에 대한 깊은 이해를 바탕으로 현재 우리가 처한 상황과 그 원인에 대해, 양심을 가진 한 의사로서, 그리고 도덕적인 한 인간 존재로서 용기 내어 자신의 믿음을 이야기하고 있습니다.

저는 책을 읽어 내려 가면서 코완이 제시하는 치유에 이르는 길이 의외로 간단하면서도 확고한 기반에 근거함을 깊이 공감하게 되었습니다. 인간은 근본적으로 자가 치유 시스템을 가지고 있습니다. 한 예로 발열은 원시적이면서도 아주 효과적인 자가 치료법입니다. 우리의 신체는 인간 발달 전반에 걸쳐 가장 오랜 기간 변화와 발전을 통해 이루어진 신비의 결정체입니다. 코완은 우리가 자주 잊어 버리는 그러한 신비와 그 결정체에 대한 믿음을 다시 한번 친절하고 알아듣기 쉽게 설명하고 있습니다.

저는 학교에서 아이들을 관찰합니다. 관찰한다고 다 개입하지 않으며, 또 그럴 필요가 없는 경우가 많습니다. 단지 우리의 역할은 필요할 때 안내하고 도움을 청할 때 그것에 적극적으로 응대하는 것입니다. 하지만 우리는 많은 경우 미리 관리하고 통제하는 방향만 제시하려 합니다. 코로나19가 세계적으로 유행인 현재의 상황에서 토마스 코완의 『백신과 자가 면역』은 여러모로 시사하는 바가 많은 소중한 책이 될 거라 생각합니다.

2021년 10월

각계에서 보내 온 추천 메시지

||||||||||||||||||||||||||||||||||||||||||||||||

토마스 코완 박사는 오늘날 과도한 예방 접종 캠페인에 수반되는 위험을 재미있고 설득력 있으며 모두가 쉽게 접근할 수 있는 책으로 만들어 이를 설명하고 있습니다. 저는 특히 그가 백신을 통한 항체 유도 안에 내재한 자가 면역 질환의 위험성을 부각하고 있다는 점을 높게 평가합니다. 이 책은 백신 접종이 전염병 예방을 위한 최선의 전략이 아닌 이유를 밝히는 많은 문헌이 증가하고 있는 현 추세에 큰 보탬이 될 거라 확신합니다.

—스테파니 세니프Stephanie Seneff
수석 연구 위원, MIT 컴퓨터 과학 및 인공 지능 연구소

이 책을 쓰신 것에 대해 토마스 코완 박사에게 감사드립니다! 인류는 인간의 몸이 자연의 일부라는 것을 잊은 것 같습니다. 자연과 멀어질수록 우리는 더 아프게 되고, 현대 문명이 환경과 우리 몸에 하고 있는 일에 대해 가장 큰 대가를 치르는 것은 우리 아이들입니다. 이 책은 독자를 생각하게 할 것입니다. 진심으로 이 책을 여러분께 추천합니다"

—나타샤 캠벨-맥브라이드Natasha Campbell-McBride
의학 박사, 『장과 심리 증후군』의 저자

토마스 코완의 『백신과 자가 면역』은 훌륭하고 매우 간결합니다. 그는 이 책에서 의과 대학에서 가르치지 않는 사실을 공유하면서 고대의 지혜와 상식, 그리고 생명 그 자체의 지성에 대한 신뢰를 반영하고 있습니다. 수두와 홍역 같은 아동기 질병이 면역 체계에 어떤 역할을 하는지 이해하는 것은 한 종species으로서 인간의 생존에도 매우 중요합니다. 코완은 발생한 여러 사건을 관련 지으면서 우리가 흔히 잘못 이해하고 있는 것에 대한 근거를 제공하는 탁월한 작업을 수행하고 있습니다.

—실라 왓코트Cilla Whatcott
다큐멘터리 영화 「진짜 면역Real Immunity」 제작자, 『선택은 존재한다There is a choice』 저자

코완 박사는 예방 접종의 관행과 근거에 큰 결함이 있으며, 놀랍게도 이것이 증거가 아니라 오히려 두려움에 기반한 것이라는 것을 명확하고 상식적인 용어로 설명하고 있습니다. 백신 패러다임은 합의에 의해 유지되고 있습니다. 그러나 그 합의는 모든 증거에 대한 자유롭고 편견 없는 판독에 근거한 것이 아니라 오히려 극히 일부분만 인용되면서 많은 부분이 무시되고 있습니다. 코완 박사는 오해를 불러일으키고 잘못 이끌어진 이러한 합의를 바로잡는데 크게 기여하고 있습니다.

—필립 인카오Philip Incao
의학 박사, 고문, <사전 동의를 지지하는 의사들Physicians for Informed Consent>

35년 동안 소아과 의사로서 저는 천식, 알레르기, 습진, 자폐증과 같은 자가 면역 질환이 엄청나게 증가하는 현상을 목도했습니다. 우리는 더 이상 그 이유를 궁금해 하며 고민할 필요가 없습니다. 코완 박사가 『백신과 자가 면역』을 통하여, 우리 면역 체계의 복잡하고도 아름다운 작동 원리와 그 면역 체계의 오작동이 어떻게, 그리고 왜 우리에게 해를 가하는지, 우리의 소중한 아이들이 왜 그렇게 이러한 질병에 취약한지에 대한 이유를 명쾌하게 설명합니다. 아마도 가장 중요한 것은, 코완 박사가 치유에 이르는 명확하고도 간결한 경로를 제시하고 있고 이러한 방향은 우리와 우리의 아이들, 그리고 지구에 더 좋고 건강한 삶을 제공한다는 것입니다.

—린디 우다드Lindy Woodard
의학 박사, 소아과 대체 의학

이 책은 부모들에게 백신을 옹호하는 의료계 지배층과 맞서 싸우는데 필요한 지적 무기를 제공합니다. 분명 그런 정보가 필요합니다. 저는 부모들이 두려움에 사로잡혀 부모로서의 본능에 전적으로 반하면서 자신의 아이들에게 백신을 접종시키는 모습을 보았습니다. 코완은 백신을 접종하지 않고서도 아이들이 알레르기나 자가 면역 질환, 주의력 결핍/과잉 행동 장애, 그리고 천식 및 자폐증으로부터 어떻게 보호받을 수 있는지 보여 줍니다. 이 책은 다음 세대의 건강과 관련된 모든 사람이 꼭 읽어야 할 것입니다.

—사라 마이힐 박사Dr. Sarah Myhill
『지속 가능한 의학과 만성 피로 증후군 및 근육통성 뇌척수염의 진단 및 치료』 저자이 책은 우리 내부의 방어 체계를 무력화하려는 무수한 질병에 맞서 자신만의 전투를 펼쳐 나가는 인간 신체의 놀라운 지혜를 (이를 파괴하려는 자들에 맞서) 지켜 내라는 전 세계적 경종입니다. 앞으로 수년, 수십 년 동안 전 세계 인류의 건강에 심오하고 유익한 영향을 미칠 것입니다. 존경과 지지를 받을 만한 용기 있고 선구적인 작품입니다.

—니카노 펄라스Nicanor Pealas
대안적 노벨상이라고 불리는 Right Livelihood Award 수상자

김윤근 옮긴이

경희 대학교 의과 대학을 졸업하고, 대한 비만 미용 치료 학회 학술 이사를 역임했으며, 현재 더라인성형외과에 근무하며 더라인세포연구소 소장을 겸임하고 있다.
한국 동종 의학 연구회 회원으로서 The International Postgraduate Medical Training(IPMT, 괴테아눔, 의학분과) 5년 과정,
클래식 동종 요법 국제 아카데미(Prof. George Vithoulkas) 2년 과정을 이수 중이다. 21st 기능 의학 아카데미 및 임상 영양 학교를 수료했다.

이동민 옮긴이

영국과 뉴질랜드에서 발도르프 교사 과정과 치유 교육 과정을 마치고, 호주에서 <도움수업Extra Lesson> 과정을 수료하였다.
영국과 뉴질랜드의 캠프힐Camphill 장애인 공동체/학교에서 8년간 특별한 도움을 필요로 하는 아이들과 청소년들을 돌보면서 함께 생활했다.
현재 청계자유발도르프학교에서 교육 지원 교사 및 엑스트라 레슨 교사로 8년째 근무하고 있고, 아시아 태평양 엑스트라 레슨 협회 정회원이다.

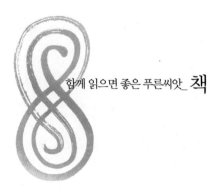
함께 읽으면 좋은 푸른씨앗_ 책

죽음, 이는 곧 삶의 변화이니!

3권 세트 18,000원

루돌프 슈타이너 강의 **최혜경** 옮김

천사는 우리의 아스트랄체 속에서 무엇을 하는가?
어떻게 그리스도를 발견하는가?
죽음, 이는 곧 삶의 변화이니!

근대에 들어 인류는 정신세계에 대한 구체적인 관계를
완전히 잃어버렸지만, 어떻게 정신세계가 여전히 인간
사회에 영향을 미치는지를 보여 준다. 세계 대전이
막바지에 접어든 1917년 11월부터 1918년 10월까지 루돌프
슈타이너가 독일과 스위스에서 펼친 오늘날 현실과
직결되는 주옥 같은 강의(GA 182)

내 삶의 발자취

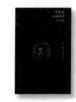

양장 760쪽 35,000원

루돌프 슈타이너 지음 **최혜경** 옮김

루돌프 슈타이너가 직접 어린 시절부터 1907년까지
인생노정을 돌아본 글. 〈인지학 협회〉가 급속도로
성장하자 기이한 소문이 돌기 시작하고 상황을
염려스럽게 본 측근들 요구에 따라 주간지에 자서전
형식으로 78회에 걸쳐 연재하였다. 인지학적 정신과학의
연구 방법이 어떻게 생겨나 완성되어 가는지 과정을
파악하는데 중요한 자료이다.(GA 28)

12감각

알베르트 수스만 강의 **서유경** 옮김

인간의 감각을 신체, 영혼, 정신 감각으로 나누고 12감각으로 분류한 루돌프 슈타이너의 감각론을 네덜란드 의사인 알베르트 수스만이 쉽게 설명한 6일간의 강의. 감각을 건강하게 발달시키지 못한 오늘날 아이들과 다른 형태의 고통과 알 수 없는 어려움에 시달리고 있는 어른을 위해, 신비로운 12개 감각 기관의 의미를 자세히 설명한 이 책에서 해답을 찾고자 하는 독자들이 더욱 많아지고 있다.
『영혼을 깨우는 12감각』 개정판

양장 392쪽 28,000원

인생의 씨실과 날실

베티 스텔리 지음 **하주현** 옮김

너의 참모습이 아닌 다른 존재가 되려고 애쓰지 마라. 4가지 기질, 영혼 특성, 영혼 원형을 한 인간의 개성을 구성하는 요소로 이해하고, 건강한 영혼 발달을 위한 길을 모색한다. 미국 발도르프 교육 기관에서 30년 넘게 아이들을 만나 온 저자의 베스트셀러.

"타고난 재능과 과제, 삶을 대하는 태도, 세상을 바라보는 눈은 우리도 깨닫지 못하는 사이에 인생에서 씨실과 날실이 되어 독특한 문양을 만들어 낸다."_책에서

336쪽 25,000원

8년간의 교실 여행_발도르프학교 이야기

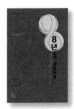

264쪽 14,000원

토린 M.핀서 지음　청계자유발도르프학교 옮김

발도르프학교에서 1학년부터 8학년까지 같은 아이들의 담임을 맡은 교사의 수업 여정이 생생하게 그려진 에세이. 한국의 첫 발도르프학교를 시작하며 함께 만든 푸른씨앗 첫 책. 학교가 나아가는 길목에서 아이들과 함께 변화를 꿈꾸는 모든 분과 함께 나누고자 한다.

발도르프학교의 아이 관찰

188쪽 12,000원

_6가지 체질 유형　미하엘라 글렉클러 강의　하주현 옮김

_학교 보건 문제에 관한
루돌프 슈타이너와 교사 간의 논의　최혜경 옮김

괴테아눔 의학분과 수석을 맡고 있는 미하엘라 글렉클러가 전 세계 발도르프학교 교사, 의사, 치료사를 대상으로 한 1989년 강의. 학령기 아이들이 갖는 '6가지 체질 유형'을 소개하고, 아이를 관찰하는 방법과 치유 방법을 제시한 강의록이다. 이 강의의 바탕이 되는 〈학교 보건 문제에 관한 루돌프 슈타이너와 교사 간의 논의〉(GA 300b)를 함께 엮었다.

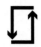
재생 종이로 만든 책

푸른 씨앗의 책은 재생 종이에 콩기름 잉크로 인쇄합니다.

겉지_ 삼원특수지 띤또레또 200g/m² 순백색
속지_ 전주 페이퍼 Green-Light 80g/m²
인쇄_ (주)도담 프린팅 | 031-945-8894
본문 글꼴_ 윤서체_윤명조120 10.5Pt
책 크기_ 136*210